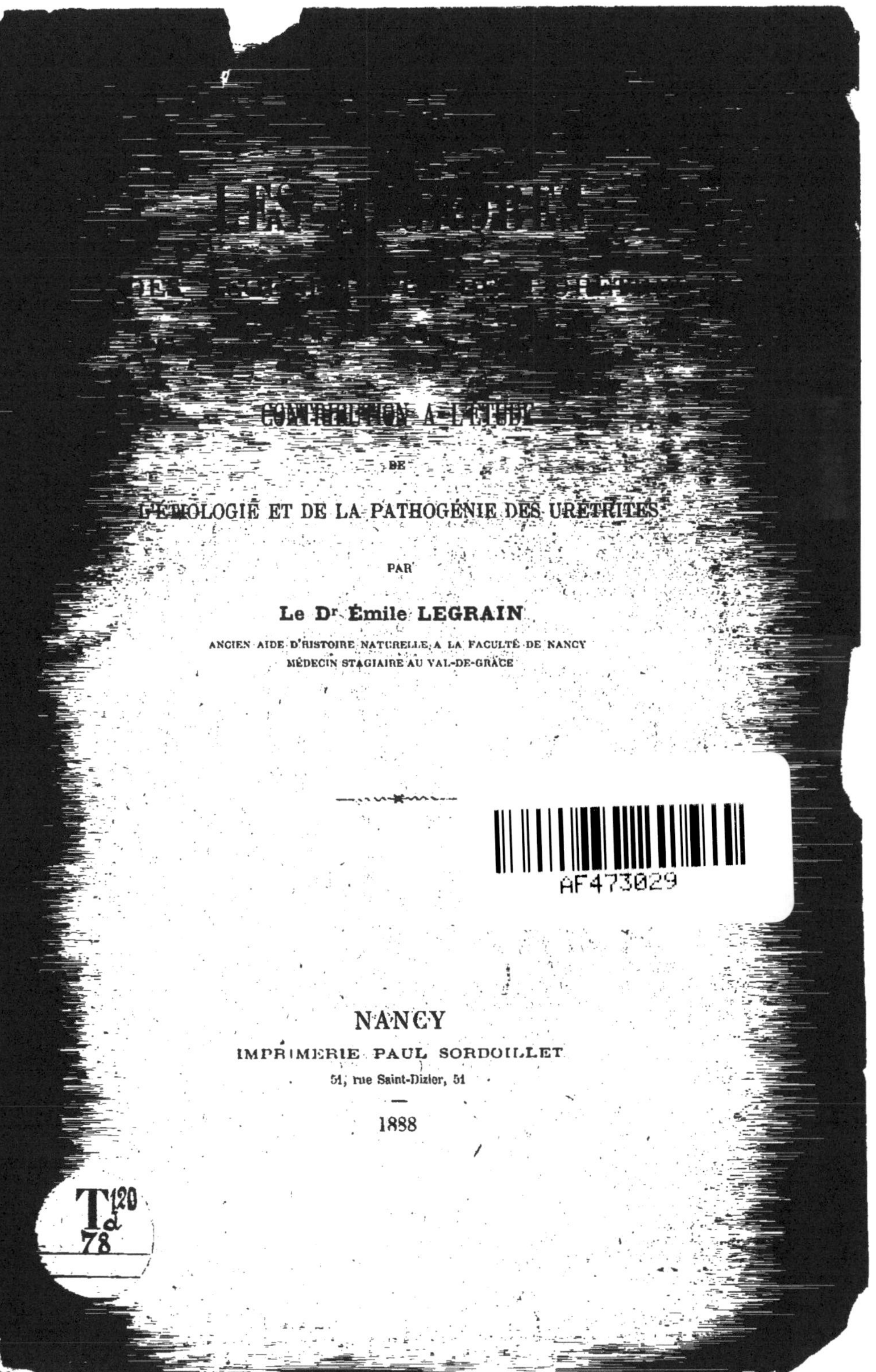

[illegible]

[illegible]

CONTRIBUTION A L'ÉTUDE

DE

L'ÉTIOLOGIE ET DE LA PATHOGÉNIE DES URÉTRITES

PAR

Le Dr Émile LEGRAIN

ANCIEN AIDE D'HISTOIRE NATURELLE A LA FACULTÉ DE NANCY
MÉDECIN STAGIAIRE AU VAL-DE-GRACE

NANCY
IMPRIMERIE PAUL SORDOILLET
51, rue Saint-Dizier, 51

1888

LES

MICROBES DES ÉCOULEMENTS URÉTRAUX

CONTRIBUTION A L'ÉTUDE

DE

L'ÉTIOLOGIE ET DE LA PATHOGÉNIE DES URÉTRITES

TRAVAUX DE E. LEGRAIN

Recherches sur les rapports qu'affecte le Gonococcus avec les éléments du pus blennorragique. — *Archives de physiologie norm. et path.*, 15 août 1887, avec planche.

Sur une septicémie gangréneuse des grenouilles. — *Société de biologie*, 21 avril 1888, et *Revue médicale de l'Est*, 15 juin 1888.

Sur les caractères d'un streptocoque non pathogène existant dans le mucus vaginal. — *Société de biologie*, 21 juillet 1888, et *Revue médicale de l'Est*, 1er septembre 1888.

Étude d'un microbe déterminant une septicémie gangreneuse chez les grenouilles. — *Le Naturaliste*, revue illustrée des sciences naturelles, 15 juin 1888, avec figures dans le texte.

Contribution à la diagnose du Gonococcus. — *Annales des maladies des organes génito-urinaires*, 1er août 1888, et *Revue médicale de l'Est*, 15 septembre 1888, avec une planche en gravure.

Sur le bacille rouge de Globig. — *Revue médicale de l'Est*, 1er octobre 1888, avec une planche en gravure.

Contribution à l'étude de l'érythème infectieux. — *Annales de dermat. et de syphiligraphie*, 25 novembre 1888. (En collaboration avec M. le professeur agrégé Simon.)

Étiologie de certains abcès fétides chez les poules. — *Recueil de médecine vétérinaire*, décembre 1888. (En collaboration avec M. Jacquot.)

LES MICROBES

DES ÉCOULEMENTS DE L'URÈTRE

CONTRIBUTION A L'ÉTUDE

DE

L'ÉTIOLOGIE ET DE LA PATHOGÉNIE DES URÉTRITES

PAR

Le Dr Émile LEGRAIN

ANCIEN AIDE D'HISTOIRE NATURELLE A LA FACULTÉ DE NANCY

MÉDECIN STAGIAIRE AU VAL-DE-GRACE

NANCY

IMPRIMERIE PAUL SORDOILLET

51, rue Saint-Dizier, 51

—

1888

INTRODUCTION

Sur la muqueuse urétrale, de même que sur les autres membranes muqueuses revêtant des cavités en libre contact avec l'air, vivent à l'état normal, de nombreuses espèces de microbes, la plupart inoffensives. D'autre part, l'urètre est susceptible, comme toute muqueuse, de s'enflammer sous l'influence de causes multiples et variées. Ces inflammations sont dues à la pullulation de bactéries pathogènes diverses.

J'ai rassemblé dans ma thèse inaugurale les résultats que m'ont fournis mes recherches sur les écoulements de l'urètre.

Dans tout pus provenant de l'urètre, il existe en général, une association microbienne où des bactéries nombreuses, pathogènes et saprophytes se trouvent réunies.

Peu de ces espèces ont été suffisamment étudiées jusqu'à ce jour, et, d'autre part, si de nombreux auteurs ont traité du gonocoque, l'agent de la blennorragie vulgaire, beaucoup d'entre eux n'ont fait que répéter ou contrôler les assertions de leurs devanciers ; pour cette raison, je serai forcément très bref sur l'historique de la question.

Dans ce travail, qui est le résultat de recherches longtemps continuées dans le but de décrire aussi exactement que possible les microbes des écoulements urétraux, la partie descriptive tiendra naturellement une notable place. Avant de raisonner sur la pathogénie, l'étiologie et les complications d'une affection parasitaire, il est absolument nécessaire d'en bien connaître les parasites.

Je décrirai donc avec soin les diverses bactéries que l'on peut rencontrer dans le pus des inflammations urétrales.

C'est seulement après avoir achevé l'étude biologique de chacune de ces formes en particulier, que je me permettrai quelques considérations sur la pathogénie, l'évolution et les complications des urétrites.

L'historique avec quelques généralités — la description des bactéries des écoulements urétraux — et des considérations sur le rôle de ces bactéries dans les inflammations de l'urètre, telles sont les trois questions qui feront chacune l'objet d'une partie de mon travail.

Mes recherches ont été faites au laboratoire spécial de mon excellent maître, M. le professeur agrégé Macé, envers qui j'ai contracté une grande dette de reconnaissance. C'est sous sa bienveillante direction que je me suis mis au courant de la technique bactériologique, et j'ai journellement usé de son aide et de ses conseils pour les diverses recherches de microbiologie que j'ai entreprises jusqu'à ce jour.

Je dois encore des remercîments à M. le professeur agrégé Schmitt, chargé du service des maladies syphilitiques, où j'ai pu recueillir une grande quantité de matériaux, et à M. le professeur agrégé Baraban dont les conseils m'ont été si utiles.

M. le professeur Heydenreich, doyen de la Faculté, a bien voulu accepter la présidence de cette thèse. Je l'en remercie très vivement.

PREMIÈRE PARTIE

Historique et Généralités.

Les premiers auteurs qui examinèrent au microscope le pus blennorragique, paraissent y avoir cherché plutôt des parasites curieux, qu'un agent pathogène. C'est ainsi que Donné (1), en signalant la présence du *Vibrio lineola* et du *Trichomonas vaginalis*, ne semble pas leur avoir accordé d'action spécifique, puisqu'il dit que le pus de la blennorragie urétrale ou vaginale ne diffère en rien, au microscope, du pus du phlegmon ordinaire.

Il est d'usage de dire que c'est Neisser, alors assistant à la clinique dermatologique de Breslau qui, en juillet 1879, décrivit le premier l'agent infectieux de la blennorragie, et que Jousseaume et Salisbury, ses devanciers, ont été trompés par les apparences, en décrivant des parasites que personne n'a pu voir après eux.

Il est intéressant de rechercher si dans leurs observations, ces derniers auteurs ont été réellement dupes d'artifices de préparations et s'il n'est pas possible de retrouver dans leurs descriptions quelques indices permettant de supposer qu'ils ont réellement vu le gonocoque décrit par Neisser, sans toutefois qu'ils aient interprété exactement les apparences qu'ils avaient sous les yeux, probablement à cause du peu de ressources que leur offrait alors la technique microbiologique.

(1) Donné. *Cours de microscopie*, Paris, 1844.

Jousseaume (1) attribue la blennorragie à une algue *(genitalia)* constituée selon lui, par des filaments ramifiés de 10 à 20 μ d'épaisseur, presque toujours courbés en arc plus ou moins ouvert. « Cette courbure, dit-il, peut s'exagérer jusqu'à permettre l'entrecroisement de leurs extrémités ; d'autrefois au lieu de se plier en arc, ces filaments se coudent brusquement sous un angle variable...... Les jeunes rameaux, que remplissent des spores séparées par des espaces vides, sont d'une transparence parfaite. »

Aujourd'hui que l'on connaît l'existence du gonocoque et sa disposition autour et à l'intérieur des noyaux des globules de pus, il est possible d'interpréter les apparences vues par Jousseaume. Les filaments de 10 à 20 μ d'épaisseur sont les noyaux des globules de pus désagrégés, qui parfois vers leurs extrémités s'amincissent sous forme d'une trainée protoplasmique filamenteuse. Les spores séparées par des espaces vides, sont les gonocoques eux-mêmes existant dans les vacuoles des noyaux.

Salisbury (2) reprenant en 1873, ses recherches de 1850, voit « des spores très tenues et bien délimitées qu'on trouve par deux ou quatre, pendant le travail de segmentation double. Elles naissent et se développent rapidement dans et sur les cellules-mères de la muqueuse affectée. » Ce sont là les diplocoques qui existent en assez grande quantité à la surface des cellules épithéliales. Il constate en outre « çà et là, des filaments isolés ou en petits pelotons » qui sont probablement des éléments bacillaires qu'on rencontre parfois en amas dans le pus urétral. Salisbury figure d'ailleurs avec assez d'exactitude, un globule de pus envahi par les « spores » qui peuvent ainsi être considérées comme renfermées dans un sporange.

Hallier (3), d'Iéna, en 1872, reconnaît dans le pus de la

(1) JOUSSEAUME. *Thèse de Paris*, 1862.
(2) SALISBURY. De la présence d'une végétation algoïde dans la gonorrhée. *Gazette médicale de Lyon*, 1873.
(3) HALLIER. *Zeitschrift für Parasitenkunde*, I, p. 179.

blennorragie, « une grande quantité de coccus, en partie libres, en partie contenus dans l'intérieur des globules, dans lesquels ils produisent des vacuoles et qu'ils détruisent ensuite complètement. »

Cette description est le fidèle résumé de nos connaissances actuelles sur la topographie du gonocoque dans le pus blennorragique. C'est donc à Hallier que revient l'honneur d'avoir le premier, décrit exactement le microbe de la blennorragie, sept ans avant que Neisser n'attirât l'attention des savants sur le rôle pathogénique du *Micrococcus gonorrheæ*, désormais facile à déceler dans le pus urétral, grâce aux perfectionnement apportés dans les méthodes d'examens.

Neisser (1), dans son important travail de 1879, complété par son mémoire de 1882, décrit les gonocoques, comme se trouvant réunis deux à deux et formant un huit de chiffre. Il les retrouve dans vingt-cinq cas de blennorragie, dans sept cas d'ophtalmie purulente des nouveaux-nés, dans deux cas de la même ophtalmie chez l'adulte, enfin, dans l'écoulement urétral de neuf femmes. Il constate en outre, son absence dans le pus du bubon, de la balanopesthite, de la conjonctivite simple et de la leucorrhée.

De toutes ces recherches, Neisser conclut que ce microbe se retrouve dans tous les produits de secrétion d'origine blennorragique, qui lui doivent leur spécificité, et que sa présence est un élément de diagnostic dans les cas douteux.

A partir de ce moment, de nombreux observateurs confirment les résultats de Neisser, et y ajoutent de temps en temps quelque détail plus ou moins important.

Je ne puis faire ici la bibliographie complète du *Micrococcus gonorrheæ*. Je n'en donnerai qu'un historique raisonné, ne m'arrêtant qu'aux auteurs dont les recherches ont ajouté quelque détail aux connaissances acquises par leurs devan-

(1) NEISSER. Ueber eine der Gonorrheæ eigenthumliche Micrococcusform *centralblatt f. d. med. Wissen.* 1879. Die Micrococcen der Gonorrheæ. *Deutsche med. Wochenschrift*, 1882.

ciers. L'historique complet de la question a d'ailleurs été fait plusieurs fois, notamment par Bricou (1), Pezzer (2), Crivelli (3) et en dernier lieu par Hartdegen (4).

Neisser avait vu les gonocoques à la surface des globules de pus, rarement des cellules épithéliales. Bokaï et Finkelstein (5) les trouvent dans l'intérieur même des globules de pus.

Waston-Cheyne (6), Aufrecht (7), Haab (8) confirment les constatations de Neisser et de Bokai.

Weiss (9), qui examine surtout le pus des sécrétions vaginales, arrive à colorer par le violet de méthyle des microbes qui lui apparaissent entourés d'une auréole claire, lumineuse, hyaline, dont un certain nombre mesurent de 1 μ 3 à 1 μ 8. Ces formes appartiennent probablement à de grosses espèces différentes du *Micrococcus gonorrheæ*, qui vivent en très grand nombre dans le mucus vaginal, où il est d'ailleurs parfois si difficile de déceler le gonocoque.

Leistikow (10) trouve le gonocoque dans le protoplasma des globules de pus, mais autour des noyaux, et non dans leur intérieur. Il n'arrive pas d'ailleurs à déceler sa présence dans le pus du bubon blennorragique, ni dans le sang, ni dans le liquide de l'arthrite spécifique.

Max Bockhart (11) rencontre constamment le microbe de Neisser, dans 258 cas d'urétrites examinés par lui avec Wolf à la clinique de Rinecker, de Wurtzbourg.

(1) Bricou. *Progrès médical*, 1884.
(2) Pezzer. *Annales des maladies des organes génito-urinaires*, 1885.
(3) Crivelli. *Thèse de Paris*, 1886.
(4) Hartdegen. *Centralblatt f. Bacteriologie*, 1887.
(5) Bockai et Finkelstein. *Prag. med. chir. Presse*, mai 1880. — Bokai. *Vierteljahreschrift f. Derm. u. syphilis*, 1881.
(6) Waston-Cheyne. *The British medical journal*, 1880 n° 2, p. 114.
(7) Aufrecht. *Path. mittheilungen*. p. 147, Magdebourg, 1884.
(8) Haab. *Centralb. f. path. Augenheilkunde*, sept. 1881.
(9) Weiss. *Thèse de Nancy*, 1880.
(10) Leistikow. *Charité Annalen*, VII, p. 750. Berlin.
(11) Max Bockhart. Beiträge zur ätiologie und Pathologie des Harnrohren trippers. *Vierteljahreschrift f. Dermat. u. syphilis*, 1883.

Eschbaum (1), l'un des premiers, précise avec quelques détails la forme du *Micrococcus gonorrheæ*. Pour lui, les gonocoques sont relativement volumineux, ovales, rarement isolés, plus souvent accouplés, avec une dépression latérale qui les fait ressembler à une semelle de soulier; contrairement aux assertions de Neisser qui les voyait seulement sur les globules de pus, l'auteur les trouve dans le protoplasma même des cellules, qu'ils remplissent parfois d'une façon complète, et déclare, avec Haab et Leistikow qu'il en existe peu à l'état libre dans le liquide: ceux qui errent dans la sérosité, proviennent presque toujours des cellules détruites.

Dès lors, l'accord était parfait. Les observateurs étaient unanimes pour déclarer qu'il existait un parasite spécial dans les écoulements de nature blennorragique. Restait, pour démontrer que le gonocoque était bien la cause du mal, à l'isoler en cultures pures, et à reproduire l'affection par l'inoculation de ces cultures dans l'urètre sain.

Bouchard (2), dès 1879, puis après lui Bokaï (3), Bockhart 4), Constantin Paul (5), firent des cultures du pus blennorragique, et les trois derniers même parvinrent à produire, avec leurs cultures, des écoulements chez des sujets exempts de toute affection urétrale.

Les trois conditions exigées par la méthode pastorienne pour démontrer qu'une maladie est due au développement, dans l'organisme, d'une forme vivante, semblaient remplies :

1° La même forme vivante avait été constamment rencontrée dans le pus blennorragique ;

2° Cette forme avait été cultivée ;

3° Portée dans l'urètre sain, elle avait reproduit l'affection.

(1) Eschbaum. Le microbe de la blennorragie. *Archives générales de médecine*, avril 1884.

(2) Bouchard. *In* Martineau. *Leçons cliniques sur la blennorragie chez la femme*, 1885.

(3) Bokaï. *Vierteljahreschrift f. Dermat. u. syphilis*, 1881.

(4) Bockhart Loc. cit. *Vierteljahreschrift f. Derm. u. syph.*. 1883.

(5) Constantin Paul. *In Thèse de Chameron*. Paris, 1884, p. 33.

Telle est, en résumé, ce que l'on pourrait appeler la première période de l'histoire du gonocoque. La constatation du microbe de Neisser était chose courante, sa spécificité était reconnue.

Les premiers syphiligraphes avaient admis avec trop de complaisance qu'une cause simplement irritante pût produire la blennorragie ; aussi la notion d'un contage animé, désormais connu, satisfaisait-elle pleinement ceux qui ne pouvaient se résoudre à voir, comme Ricord, un agent purement irritant produire « une maladie cyclique — qui incube — qui s'étend de proche en proche — qui a des périodes réglées – réglée même dans ses déviations — susceptible, après avoir d'abord paru céder, de se régénérer spontanément, tous caractères que nous offre la blennorragie (1). »

L'existence constante d'un élément parasitaire dans le pus blennorragique, confirmée par tant d'auteurs après Neisser, ne fit que creuser l'abîme qui existait déjà entre les *virulistes* et les *leucorrheistes*. Les premiers, forts de nombreuses et patientes recherches, tendirent à incriminer le gonocoque partout où existait un écoulement urétral, avec un exclusivisme qu'expliquait assez la prétention affichée par leurs adversaires, en face des découvertes bactériologiques, de ne rien apprendre comme de ne rien oublier.

La théorie d'un agent infectieux était d'ailleurs en parfait accord avec les données de la pathologie générale, qui commençait à admettre un organisme vivant spécial comme cause de toute affection contagieuse.

Mais une réaction se fit ; on ne tarda pas à s'apercevoir qu'un même état morbide pouvait être produit par des agents microbiens différents, et qu'inversement le même parasite pouvait donner lieu à des lésions bien distinctes, selon son lieu d'implantation. La pneumonie n'est plus une ; diverses formes bactériennes peuvent la faire naître ; et, d'autre part,

(1) DIDAY. *La pratique des maladies vénériennes*, 1887.

le pneumocoque, son agent ordinaire, peut donner lieu à des manifestations extrapulmonaires, indépendamment de toute affection du poumon lui-même. Le staphylocoque doré, selon la place où il pullule, donne un furoncle, un phlegmon, une ostéomyélite ou une endocardite. Il serait facile de multiplier les exemples.

Il en est de même de l'inflammation urétrale; c'est le gonocoque qui, dans l'immense majorité des cas, est l'agent du processus blennorragique. Mais, dans certaines conditions, le coït peut donner lieu à des urétrites souvent difficiles à différencier, par leurs symptômes cliniques, de la blennorragie véritable. Ces formes rares, dues à des microbes différents du *Micrococcus gonorrheæ*, n'en sont pas moins intéressantes à étudier à cause de l'importance qu'elles peuvent avoir à être reconnues, non seulement du praticien, mais encore du médecin légiste. Bref, la dualité des urétrites ne tarda pas à s'imposer.

Déjà, en 1884, Aubert (1) pense pouvoir conclure de plusieurs observations, qu'à côté de la blennorragie ordinaire existent des écoulements urétraux, dus à des éléments bactériens différents du gonocoque. Ces écoulements peuvent, selon lui, comme l'écoulement à gonocoques, s'accompagner de cystite et d'épididymite, et commandent dès lors les mêmes précautions, au point de vue du cathétérisme et de l'exploration du canal.

L'auteur déclare qu'il est impossible, quant à présent, de dire si cette forme bactérienne est primitive ou secondaire, en d'autres termes, s'il existe des écoulements urétraux provoqués primitivement, puis entretenus par la présence de bactéries, ou bien si la pénétration et la substitution de celles-ci se fait à une période ultérieure de la blennorragie ordinaire. Il est disposé à admettre l'existence de ces deux types.

De Amicis (2) produit expérimentalement des écoulements

(1) Aubert. Des urétrites bactériennes. *Lyon médical*, 13 juillet 1884.
(2) De Amicis. *Rivista clinica terapeutica*, mars 1884.

en transportant dans des urètres sains, le pus de vulvovaginites spontanées survenues chez des petites filles qui n'avaient été soumises à aucune tentative criminelle et qui étaient parfaitement vierges. Il trouve d'ailleurs, dans le pus, des diplocoques qu'il ne peut, à l'époque où il fait ses recherches, différencier des gonocoques.

Icard signale à la Société des sciences médicales de Lyon (juin 1884) un cas d'urétrite survenu chez un homme dont la femme était atteinte d'un phlegmon péri-utérin.

Rauzier (1) cite trois cas d'urétrites sans gonocoques, développées à la suite de coïts, avec des femmes indemnes de toute blennorragie. Le pus, dans ces cas, renfermait soit des cocci isolés et des diplococci plus volumineux que le *Micrococcus gonorrheæ*, soit des éléments bactériens dont il n'indique pas la nature.

J'ai publié (2) un cas d'urétrite dont le pus renfermait le *Micrococcus cereus albus* de Passet. Cette urétrite avait été contractée avec une femme soignée récemment pour un phlegmon rétro-utérin.

Il est facile aujourd'hui de reconnaître la nature de ces urétrites dues à des agents autres que le *Micrococcus gonorrheæ*, grâce à un procédé de diagnose indiqué par Roux (2). Cet observateur a montré que les gonocoques se décoloraient complètement par la méthode de Gram.

Le procédé de Roux permet de distinguer à coup sûr le gonocoque des autres bactéries de la suppuration ; il peut servir ainsi à éclairer la pathogénie de toute une catégorie d'urétrites, dites simples, par opposition aux urétrites blennorragiques vraies. Les données actuelles de la pathologie

(1) Rauzier. Dualité des urétrites, *Gazette hebdomadaire des sciences médicales de Montpellier*, nos 7 et 8, 1888.

(2) Legrain. Contribution à la diagnose du gonococcus. *Annales des maladies génito-urinaires*, août 1888, et *Revue médicale de l'Est*, 15 octobre 1888.

(3) Roux. Procédé de diagnose des gonococci. *Acad. des sciences*, 8 novembre 1886.

sont telles qu'on ne peut guère admettre de suppuration sans organisme vivant pyogène. Or, dans les inflammations non spécifiques de l'urètre, on a retrouvé les principales espèces capables de produire les suppurations vulgaires. Déjà Bockhart et Wolf, dans leur travail de 1883, signalaient un cas d'urétrite dont le pus contenait des cocci en chaînettes, survenu à la suite d'un cathétérisme opéré au moyen d'une sonde imprégnée de pus phlegmoneux. Castex (1) a trouvé le *Micrococcus pyogenes aureus* dans le pus d'une urétrite consécutive au passage d'une sonde.

Le procédé de Roux, appliqué à l'étude du pus blennorragique lui-même, concurremment avec les cultures, fit faire un grand pas à la question. Les premiers observateurs qui mirent en culture le pus blennorragique ne se doutaient pas qu'il existait, sur la muqueuse urétrale, des bactéries vivant en saprophytes, bactéries plus faciles à cultiver que le gonocoque et dont la pullulation sur les milieux ensemencés pouvait fausser les résultats qu'ils attendaient de leurs recherches. L'erreur était d'autant plus facile à commettre que la plupart de ces espèces se présentent sous la forme de diplocoques à éléments asymétriques aplatis sur une face, absolument comme le microbe de Neisser.

Ce sont ces espèces qu'avait entrevues de Amicis, dès 1884, dans le pus de l'urétrite provoquée par des moyens purement irritants, l'ammoniaque par exemple, sans toutefois les avoir distinguées du *Micrococcus gonorrhϾ*.

C'est seulement à une époque plus récente que Bumm, Zeissl, Giovannini, Lustgarten et Mannaberg ont jeté quelque lumière sur la question en cherchant à déterminer, par les cultures et l'expérimentation, les caractères propres aux espèces non pathogènes qui vivent sur la muqueuse de l'urètre soit saine, soit enflammée.

(1) Castex. Urétrite sans gonocoques. *Journal des connaissances médicales*, juin 1887.

Zeissl (1) observe, dans onze cas de blennorragie sur soixante, la présence d'un bacille sans rapport, croit-il, avec l'affection, bacille qu'il dit retrouver dans le vagin des prostituées, dans les balanites de l'homme et du chien ; il ne donne d'ailleurs pas de caractères de cultures permettant de le reconnaître.

Giovannini (2) signale, dans le pus blennorragique, cinq espèces de bactéries dont deux, dit-il, se retrouvent dans l'urètre sain. Mais les caractères qu'il en donne ne sont pas assez précis pour qu'on puisse les distinguer.

Bumm (3) donne quelques caractères de culture de trois espèces : le *Micrococcus lacteus faviformis*, le *Diplococcus subflavus* et le *Micrococcus citreus conglomeratus*, dont les deux derniers existent, en compagnie du *Micrococcus gonorrhœæ*, dans le pus de la blennorragie urétrale.

Lustgarten et Mannaberg (4) cultivent huit microcoques et un bacille qu'ils trouvent constamment à l'état normal sur la muqueuse de l'urètre. Plusieurs de ces espèces sont décrites avec quelques détails. Mais les auteurs ne donnent pas les caractères si précieux de mobilité, de cultures dans le bouillon et sur pomme de terre, des bactéries qu'ils signalent, de sorte qu'il est bien difficile de rapporter une espèce quelconque à celles qu'ils ont cultivées. Ils indiquent en outre, comme se trouvant normalement dans l'urètre, deux formes bacillaires et une forme spiralée qu'ils n'ont pu cultiver.

Parmi les espèces déjà connues, existant sur la muqueuse urétrale saine, Lustgarten et Mannaberg signalent le *Diplococcus subflavus* de Bumm et le *Micrococcus pyogenes aureus*.

(1) Zeissl. Ueber der Diploc. Neisser's. *Wiener Klin. Vorträge aus der ges. prakt. heilkunde*, Heft 11 et 12. Wien. 1886.

(2) Giovannini. Die Mikroparasiten des Männlichen Harnr. hrentrippers, *Centralbl. f. d. Med. Wissen.* 1886, n° 48.

(3) Bumm. Beitrag zur Kentniss der Gonorrhœ der weiblichen Genitalien. *Archiv. f. Gynækologie*, XXIII, p. 327.

(4) Lustgarten et Mannaberg. Die Mikroorganismen. der normalen männlichen Uretra *Vierteljahreschrift. f. Derm. u. Syphilis*, 1887.

Cette dernière espèce est d'ailleurs isolée par Bockhart (1) dans le pus blennorragique, où il la trouve dans la plupart des cas.

L'existence d'une association microbienne, parfois bien complexe dans le pus urétral, de quelque nature qu'il fût, changeait naturellement la face des choses et rendait les observateurs plus circonspects dans les tentatives de culture du gonocoque. Les cultures dans le bouillon, dont il est si difficile d'apprécier la pureté ne suffisaient plus. Il fallait des cultures plus caractéristiques sur les milieux solides.

Bumm (2) le premier, cultiva le gonocoque sur du sérum de sang humain et l'inocula avec succès. Kreis (3) et Bockhart (4) obtinrent des résultats analogues et montrèrent de plus, que cette espèce se cultivait aussi sur la gélose et la gélatine. Le procédé de diagnose de Roux permettait de vérifier la pureté des cultures.

Tel était, au début de l'année 1888, l'état de la question.

Le *Micrococcus gonorrheæ* avait été isolé et cultivé et on possédait une réaction spéciale à cette espèce. On savait en outre, que certaines bactéries pathogènes pouvaient produire l'inflammation de l'urètre. Enfin, on avait reconnu l'existence sur la muqueuse du canal de nombreuses espèces saprophytes.

Vouloir s'écarter de la route tracée par les derniers travaux de Bumm, Bockhart, Kreis, Lustgarten et Mannaberg, c'était s'exposer à tomber dans l'erreur. C'est ce qui arriva à M. Pouey (5) qui, dans sa thèse inaugurale soutenue en juin 1888, ne tint aucun compte des travaux des auteurs précé-

(1) Bockhart. Ueber secundäre Infection bei Harnröhrentripper. *Monatshefte f. prakt. Dermatol.* 1887, n° 19.

(2) Bumm. Der Mikroorganismus der gonorroischen Schleimhaut Erkrankungen. Gonococcus Neisser. Wiesbaden, 1887. Bergmann.

(3) Kreis, *Wiener, med. Woch.* 1885, n° 30.

(4) Bockhart. Beitrag zur K. d. Gonoccoccus *Monatshefte fur prat. Dermat.* Bd V. 1887, n° 10.

(5) Pouey. Recherches sur les microbes du pus blennorragique. *Thèse*, Paris. Juin, 1888.

dents et se crut autorisé à conclure de ses « innombrables examens de cultures du pus de la blennorragie aiguë », qu'il n'existe dans ce pus que deux espèces de bactéries : un microcoque qu'il considère comme l'agent de la blennorragie et un « élément cubique » qu'il ne cherche d'ailleurs à assimiler à aucune des espèces décrites.

M. Pouey donne en outre le microcoque comme se trouvant dans ses cultures, indifféremment sous forme de diplocoques, de zooglées ou de chaînettes, lui attribuant ainsi un polymorphisme qui aurait dû au contraire, lui faire soupçonner l'impureté de ses cultures.

Dans la deuxième partie de mon travail, qui est consacrée à la description des espèces, je ne suivrai aucun ordre spécial. Je commencerai par le *Micrococcus gonorrheæ*, qui est l'agent de la plupart des écoulements urétraux ; je continuerai par les autres bactéries déjà signalées dans le pus de l'urètre, pour terminer par les espèces les plus intéressantes que j'ai pu cultiver.

DEUXIÈME PARTIE

I

Micrococcus gonorrheæ (Neisser).

C'est dans l'écoulement urétral qui survient de trois à cinq jours après le coït infectant, en un mot, dans l'écoulement de la blennorragie classique, qu'il faut chercher le *Micrococcus gonorrheæ* pour le trouver avec tous les caractères qui servent à le distinguer des autres bactéries de l'urètre.

Les lèvres du méat, au début même de l'écoulement, sont collées par un mucus très épais, filant, d'un blanc grisâtre. La figure 1 de la planche I a été dessinée d'après une préparation faite au moyen de la première goutte d'un écoulement blennorragique qui guérit d'ailleurs radicalement après une injection de nitrate d'argent à 1/80, dès que j'eus reconnu la nature infectieuse de l'urétrite. Cette première goutte est uniquement composée de cellules épithéliales de la portion tout à fait antérieure de l'urètre, entourées d'épais filaments de mucine colorables par la fucshine. La plupart de ces cellules sont couvertes de gonocoques au nombre parfois de quarante à cinquante.

Au bout de quelques heures apparaissent, au milieu des cellules épithéliales, quelques globules de pus. Ceux-ci, d'abord intacts, contiennent bientôt des gonocoques en petit nombre. Si on colore, par une solution alcoolique saturée de fucshine, une lamelle où on aura desséché du pus, les gonocoques se colorent en rouge brun ; les noyaux prennent une teinte rouge assez intense, et le protoplasma une teinte rose très faible.

Dans les premiers jours qui suivent le début de l'écoulement, il se passe peu à peu, dans le pus, des modifications importantes. La proportion des éléments épithéliaux décroît de plus en plus, tandis que les globules de pus qui contiennent les micrococques, tendent à augmenter de fréquence (fig. 2, pl. I). Dans un cas de blennorragie cordée, à la fin de la première semaine, j'ai pu constater qu'en moyenne un globule de pus sur quatre contenait des parasites.

J'ai étudié ailleurs (1) plus complètement les rapports qu'affecte le gonocoque avec les éléments du pus blennorragique. J'ai montré que le *Micrococcus gonorrheæ* occupe un siège variable aux diverses périodes de la blennorragie. Tout au début, on le voit sur l'épithélium. Très peu de temps après, il pullule dans les globules de pus : il a envahi alors les couches sous-épithéliales de la muqueuse où il se développe très activement pendant la période aiguë, pour finir par se localiser peu à peu à la surface, revenant ainsi à son point de départ (fig. 3, pl. I).

Ces quelques considérations sur l'habitat du *Micrococcus gonorrheæ* doivent être présentes à l'esprit dans le traitement rationnel de l'affection. Elles montrent que si, prise immédiatement au début, la blennorragie peut être enrayée par un agent capable de détruire le principe infectieux siégeant à la surface du canal, toute médication devient illusoire dans la période suivante justement appelée irrépressible, quand les parasites pullulent dans la profondeur de la muqueuse.

Morphologie. — Les micrococques de la blennorragie qui, à un faible grossissement, apparaissent ronds et sans

(1) Legrain. Recherches sur les rapports qu'affecte le gonococcus avec les éléments du pus blennorragique. *Archives de Physiologie*, n° 6, 1887.

relation les uns avec les autres, forment en réalité des diplocoques. Chaque élément d'un couple est un ovoïde légèrement concave sur sa face interne. Le grand axe de l'ovoïde mesure de 0,6 μ à 0,7 μ ; le petit axe n'a guère que 0,5 μ.

Le *Micrococcus gonorrhœæ* est mobile. Ses mouvements sont difficiles à vérifier quand on n'examine que du pus frais, à cause du peu de réfringence de ce microbe qui se distingue avec peine des granulations nucléaires des globules de pus où il se trouve.

Si l'on examine des cultures dans le bouillon, on voit que les gonocoques, qui au bout d'un jour ont pullulé dans toute la masse du liquide, ne sont pas réunis en amas, mais forment des diplocoques bien isolés les uns des autres. On observe alors qu'un couple est animé d'un mouvement assez complexe, qui peut être considéré comme la résultante de plusieurs mouvements élémentaires :

1° Un mouvement de translation assez lent ;

2° Un mouvement d'oscillation autour du premier comme axe ;

3° Enfin, un mouvement de rotation, chacun des deux éléments prenant le dessus à son tour, par rapport à l'autre. C'est dans ce dernier mouvement qu'on voit bien nettement les rapports qui existent entre les éléments d'un couple : ils sont assez libres l'un par rapport à l'autre ; et à certains moments, quand leurs mouvements sont brusques, on les voit s'éloigner l'un de l'autre, pour se rapprocher ensuite. Ils peuvent ainsi, pendant quelques secondes, être distants d'une longueur à peu près égale à leur diamètre.

Les gonocoques se colorent très facilement par les couleurs d'aniline. Ils jouissent d'une propriété remarquable indiquée par Roux : ils se décolorent quand on traite les préparations par la méthode de Gram. Un seul auteur, M. Pouey, conteste la valeur de cette réaction et prétend que dans les vieilles cultures le *Micrococcus gonorrhœæ* peut rester coloré par ce procédé. Mais la simple lecture de son travail suffit pour montrer que ses cultures étaient loin d'être pures.

A l'époque où ont été tentées les premières cultures dans le bouillon, on ne connaissait pas encore ce fait, qu'il existe en général dans l'urètre enflammé toute une association microbienne; de sorte qu'il ne faut accepter qu'avec réserve les résultats obtenus au début. Quelques inoculations, faites avec des cultures dans le bouillon par Constantin Paul et Bokaï, ayant réussi à provoquer des urétrites sur des sujets sains, on doit penser cependant que les cultures de ces auteurs, dont la pureté ne peut être absolument démontrée, renfermaient une quantité notable de *Micrococcus gonorrheæ.*

Culture sur sérum. — Les cultures vraiment caractéristiques sont les cultures sur les milieux solides. Bumm (1) a d'abord cultivé le *Micrococcus gonorrheæ* sur du sérum de sang humain coagulé. La culture, placée à l'étuve à une température de 33 à 37° c. est visible au bout de 18 à 24 heures. Après son entier développement, sa forme est comparable à celle d'un îlot à bords escarpés. La surface est humide, brillante, lisse et miroitante. Elle donne l'impression d'une mince couche de vernis transparent qui serait déposé à la surface du sérum.

Bockhart (2) et Kreis (3) ont vérifié les résultats de Bumm. Ils ont de plus prouvé que le microbe pouvait se développer d'une façon appréciable sur la gélose et la gélatine peptonisées.

Culture sur gélose. — En France, Crivelli et Lober ont publié les résultats de leurs cultures sur gélose.

D'après Crivelli (4) « dès la troisième ou la quatrième heure après la piqûre d'inoculation dans l'agar-agar, on constate que cette substance est liquéfiée, principalement à la surface et très peu ou même pas du tout dans la profondeur. »

(1) Bumm. *Der Microorganismus der Gonorroischen Schleimhaut Erkrankungen.* Wiesbaden, 1887. Bergmann.
(2) Bockhart. Beitrag zur Kentniss der Gonococcus. *Monatshefte f. prat. Dermat.* Bd V. 1886, n° 10.
(3) Kreis. *Wiener med. Woch.*, 1885, n° 30.
(4) Crivelli. *Thèse de Paris*, 1886.

Lober (1) voit apparaître, au bout de vingt-quatre heures, « de petits points blancs qui ne tardent pas à s'étaler, de façon à former, en quarante-huit heures, de petites taches de deux à trois millimètres de diamètre. » L'auteur ajoute d'ailleurs que toutes ces taches ne sont pas formées de gonocoques, et que certaines deviennent jaune citron ou jaune d'or.

Or, aucune bactérie connue ne liquéfie l'agar-agar ; seuls les ferments anaérobies de la cellulose pourraient peut-être faire exception.

Quant aux cultures de Lober, outre qu'elles étaient impures, de l'aveu même de l'auteur, la description si peu nette qu'il en donne peut s'appliquer à plusieurs bactéries de l'urètre, mais nullement aux gonocoques. Les résultats de mes recherches relatives à la culture du *Micrococcus gonorrheæ* sur les milieux solides ont déjà été publiés en partie (2). Je n'en indiquerai ici que les points importants.

Pour éviter l'envahissement des cultures par les bactéries accessoires de l'urètre qui, presque toutes, surtout le *Micrococcus subflavus*, se développent beaucoup plus rapidement que le *Micrococcus gonorrheæ*, il faut prendre le pus blennorragique à la période où ce dernier existe seul ou du moins en immense majorité par rapport aux autres espèces qui l'accompagnent d'habitude.

Si on inocule des tubes avec le muco-pus des premières heures, qui ne contient encore que des cellules épithéliales en voie de desquamation, on aura peu de chances d'avoir des cultures pures, l'épithélium étant le siège favori des bactéries qui vivent en saprophytes dans le canal de l'urètre.

D'autre part, le pus de la période subaiguë contient trop de bactéries mélangées au *Micrococcus gonorrheæ*, pour donner des cultures pures.

L'expérience m'a montré qu'il fallait se servir uniquement

(1) Lober. *Bulletin méd. du Nord*, juin 1887.

(2) Legrain. Contribution à la diagnose du Gonococcus. *Annales des maladies des organes génito-urinaires*, août 1888.

du pus des premiers jours, pris au moins quinze heures après le début de l'écoulement, chez des individus non éprouvés par des blennorragies antérieures. Même faites dans ces conditions, les cultures seront encore rarement pures.

Le lavage préalable de l'urètre, pendant la période aiguë, avec l'eau stérilisée ou un liquide antiseptique, avant la prise de pus n'influe en rien sur la quantité et la nature des bactéries contenues dans le pus qui s'écoule du canal après le lavage. Si on examine les tubes de gélose ensemencés et placés à la température de 35° c., après vingt heures, on voit que la goutte de pus déposée à la surface du milieu nutritif est devenue une masse peu consistante, friable, où on peut encore reconnaître les cellules épithéliales et les globules de pus en voie de désagrégation. Les noyaux sont épars, leurs contours mal délimités, et les colonies que renfermaient les éléments ont pullulé autour d'eux et à leurs dépens.

Bientôt, on ne trouve plus qu'un magma granuleux, n'ayant que peu d'élection pour les couleurs d'aniline et parsemé de diplocoques d'une façon uniforme.

Les éléments anatomiques finissent ainsi par disparaître après avoir servi de nourriture aux microbes et la colonie s'étend sur la gélose en donnant à la trentième heure une auréole mince, claire, transparente, régulière, qui s'élargit de plus en plus et atteint trois ou quatre millimètres à la fin du troisième jour. Au dixième jour, ce diamètre est d'environ un centimètre. L'aspect de la culture est vernissé, luisant et plutôt sec qu'humide. Sa consistance est molle et non visqueuse.

A partir de ce moment, les contours de la culture ne forment plus une circonférence régulière. Sur le pourtour du cercle primitif, se développent des cercles secondaires beaucoup plus petits qui, eux-mêmes, peuvent donner naissance dans la troisième semaine, sur leurs bords libres, à des cultures également circulaires, mais d'un diamètre beaucoup plus faible encore.

Aux angles formés par l'accolement des petits cercles, on peut voir s'élever de petits mamelons mousses, présentant la même transparence que la culture sous-jacente, et qui sont les dernières marques de la vitalité de la culture.

Les cultures successives diminuent rapidement de vigueur. Dans les cas les plus favorables, en faisant les réinoculations tous les six jours, les quatrièmes cultures ne donnaient naissance qu'à une colonie s'étendant à peine à un millimètre.

Culture sur gélatine. — Quant aux cultures sur gélatine, que l'on inocule le tube en piqûre, ou bien qu'on dépose simplement une goutte de pus à la surface du milieu, le développement est le même. Les tubes étant placés à la température de 22° c. on observe, au bout de quelques jours, une dépression de la gélatine au point inoculé. Vers le dixième jour, il s'est formé une cupule d'environ un centimètre de profondeur, constituée plutôt par un ramollissement de la gélatine que par une liquéfaction véritable.

Les microcoques se trouvent également dans toute la hauteur de la cupule.

Culture dans le bouillon a 35° c. — Quand, en se servant du pus pris pendant la période aiguë, on arrive à obtenir une culture pure, on observe que la gouttelette de pus placée dans le bouillon se gonfle considérablement et forme bientôt une masse opaque, blanchâtre, possédant parfois une assez faible densité pour nager dans le liquide.

Si, au bout d'une quinzaine d'heures, on examine une parcelle de la gouttelette de pus ainsi modifiée, on trouve les globules de pus distendus remplis de gonocoques. Très peu à ce moment nagent dans le liquide ambiant.

Après une trentaine d'heures, la gouttelette se désagrège et les fragments tombent au fond du matras; les microcoques sont alors répartis dans tout le liquide. Si l'on prélève une goutte du bouillon pour ensemencer un deuxième matras, on peut voir, en examinant la culture à la fin du premier jour, que le développement du *Micrococcus gonorrheæ* s'est fait uniformément dans toute la masse du liquide. Le développement continue pendant deux à trois jours sans qu'il se produise de trouble notable du bouillon ; à peine, dans quelques cas, voit-on survenir un léger louche vers la fin du second jour ; mais ce louche est passager : un fin dépôt grisâtre, d'une très faible épaisseur, se dépose au fond du matras, et la croissance s'arrête.

Dans le bouillon, de même que sur les milieux solides, la croissance du microbe ne se fait plus après un très petit nombre de réinoculations.

Cette diminution si rapide de vitalité des cultures doit faire considérer comme tout à fait relatifs les résultats obtenus par les auteurs qui ont étudié l'action des divers antiseptiques sur le développement du *Micrococcus gonorrheæ*.

Action physiologique. — Pas d'urétrite blennorragique sans gonocoques : telle est la conclusion qui découle d'un nombre extrêmement grand d'examens pratiqués par bien des auteurs. Leistikow a toujours rencontré le *Micrococcus gonorrheæ* dans plus de deux cents cas et Lundström dans cinquante cas. Vélander a examiné plus de cent cinquante blennorragies et a constamment obtenu un résultat positif. Moi-même, j'ai rencontré le *Micrococcus gonorrheæ* dans une centaine de blennorragies, dont j'ai recueilli le pus.

Restait à démontrer que ce microbe était bien l'agent du processus blennorragique.

Tout d'abord, les essais d'inoculation faits avec des sécrétions ne contenant pas le *Micrococcus gonorrheæ* ont donné des résultats négatifs. Dans cinq cas, Vélander (1) a introduit dans l'urètre sain la sécrétion de balanites fétides. Cette sécrétion, qui ne contenait que de petits éléments bacilliformes, n'a pas eu le moindre effet. Dans un cas d'urétrite sans vaginite, le mucus du vagin fut introduit sans succès dans l'urètre de plusieurs individus. L'introduction du pus urétral de la même

(1) Vélander. *Gazette médicale de Paris*, 7 juin 1884.

femme produisit une blennorragie aiguë, avec des gonocoques dans l'écoulement.

Ces faits, qui donnaient une grande probabilité en faveur de l'action pathogène du *Micrococcus gonorrheæ* ne suffisaient cependant pas pour fournir une démonstration rigoureuse. Il était nécessaire, suivant les règles posées par Pasteur, de reproduire la maladie au moyen de cultures pures.

Les premières tentatives dirigées dans ce sens datent de 1879. Bouchard et Capitan ont à cette époque tenté, mais sans résultat, de donner la blennorragie aux animaux en leur injectant leurs cultures. Plus tard, en janvier 1884, Bouchard essaya, sans plus de succès, une cinquième et une sixième cultures sur les yeux d'un malade du service de Bruch à la clinique d'Alger, atteint d'un pannus double, qu'on allait soumettre à l'action substitutrice du jéquirity.

En mai 1880, Bokaï et Finkelstein inoculèrent leurs cultures dans l'urètre de cinq adultes de bonne volonté. Chez trois, il se développa une blennorragie aiguë avec les symptômes ordinaires.

Le 22 octobre 1884, Constantin Paul présenta à la Société de thérapeutique le résultat de ses tentatives d'inoculation. Ayant porté une goutte d'un liquide de culture dans l'urètre d'une femme non atteinte d'affection vénérienne et chez laquelle une paralysie vésicale persistante, d'origine hystérique, autorisait à tenter une irritation du canal pour réveiller la contractilité du réservoir, il se produisit, le sixième jour, une urétrite aiguë, avec cuisson et écoulement purulent. Toute inflammation disparut au bout de vingt-quatre heures.

Ces expériences sont toutes passibles de la même objection. A l'époque où elles ont été faites, on ne savait pas encore s'il existait dans le pus urétral ou vaginal une association microbienne où, au milieu d'espèces qui peuvent en imposer pour le *Micrococcus gonorrheæ*, se rencontrent parfois les microcoques ordinaires de la suppuration qui ont pu être les agents des urétrites expérimentales. Cette supposition se change en quasi certitude, si l'on considère le cas de Bockhart. Cet expérimentateur injecta, en 1883, une quatrième culture dans l'urètre d'un paralytique général. Après deux jours et demi, un écoulement purulent se produisit qui alla en augmentant jusqu'au neuvième jour. Le malade mourut le dixième jour avec des abcès du rein droit et une pneumonie. On se trouve ici en présence d'une complication absolument inusitée, et, avec nos connaissances actuelles sur la pathogénie des néphrites infectieuses, il est permis d'affirmer que Bockhart a dû produire une infection mixte. A côté du *Micrococcus gonorrheæ* il a injecté quelque bactérie septique qui a causé une cystopyélonéphrite ascendante. D'ailleurs, c'est seulement dans ces derniers temps que Hallé et Albarran (1) et Doyen (2) (de Reims) ont élucidé la pathogénie de cette maladie, en décrivant les organismes pyogènes spéciaux à ces affections suppurées du rein.

Il est absolument nécessaire, pour être sûr de la pureté des cultures que l'on emploie, et par conséquent pour se mettre à l'abri de toute objection, de ne se servir que des cultures sur les milieux solides, dont il est facile de contrôler la pureté, ou bien encore des bouillons ensemencés directement avec le pus blennorragique, mais soigneusement examinés au point de vue de la réaction qu'offrent les bactéries traitées par la méthode de Gram.

Bumm est le premier qui réalisa ces conditions en cultivant le *Micrococcus gonorrheæ* sur sérum et en inoculant avec succès ses cultures, ainsi que je l'ai dit en faisant l'historique de la question.

Comme toute bactérie pathogène, le microbe de la blennorragie perd singulièrement de ses propriétés virulentes sur les cultures. Ce fait, absolument général, n'a rien qui doive

(1) Hallé et Albarran. Sur une nouvelle bactérie pyogène et son rôle dans l'infection urinaire. *Académie de médecine*, 21 août 1888.

(2) Doyen. La néphrite bactérienne ascendante. *Journal des connaissances médicales*, 23 août 1888.

étonner. La croissance des bactéries sur un milieu de culture quelconque est un développement essentiellement anormal. La bactérie peut végéter sur ce milieu artificiel ; mais rien ne prouve *a priori* qu'elle doive y trouver les éléments nécessaires à la conservation de sa virulence. Les propriétés biologiques d'un être vivant quel qu'il soit, sont fonction de sa nutrition ; si l'on change les conditions de développement d'une bactérie, on en modifie sûrement les propriétés.

Ces considérations ne sont pas seulement théoriques ; elles reposent sur des faits. C'est ainsi que le *Micrococcus pyogenes* de Rosenbach, agent du phlegmon diffus et de la fièvre puerpérale, perd rapidement ses propriétés pathogènes sur les cultures successives, comme je l'ai montré dans des expériences faites avec Janot (1). De même, le *Micrococcus pyogenes aureus* est absolument inactif après plusieurs mois de culture. Il serait facile de multiplier les exemples.

Pour le *Micrococcus gonorrheæ*, la disparition de la virulence est plus rapide encore que pour les bactéries précédentes. Une première culture sur gélose, conservée pendant trois semaines à 35°, portée sur une muqueuse urétrale saine, n'a déterminé aucune inflammation. Une deuxième culture dans le bouillon, vieille de cinq jours, n'a pas produit plus d'effet (2). Cette même culture, portée sur la conjonctive d'une petite fille atteinte de granulations, déjà traitée par le jéquirity, dans le service de M. le professeur agrégé Rohmer, a été absolument sans action.

Cependant, en frottant sur la conjonctive d'un cobaye un fil de platine stérilisé trempé dans une culture sur gélatine, j'ai déterminé une sécrétion passagère, séreuse, dans laquelle on trouvait au microscope quelques globules de pus avec des gonocoques dans leur intérieur. Dans ce cas, l'irritation produite

(1) Janot. Sur la pathogénie du phlegmon diffus. *Thèse de Nancy*, 1888.

(2) Je dois dire que j'ai expérimenté sur des urètres de vieillards, chez qui l'absence d'érection, au moment de l'inoculation, a pu être une cause d'insuccès, en diminuant ainsi la réceptivité de la muqueuse pour le microbe.

sur la conjonctive a pu déterminer une action phlogogène suffisante pour amener les globules blancs à la portée des gonocoques et permettre à ces derniers de se développer à leurs dépens.

II

Micrococcus (Diplococcus) Subflavus (BUMM).

HABITAT. — Bumm a d'abord rencontré cette espèce dans le mucus vaginal et les lochies. Lustgarten et Mannaberg la donnent comme existant normalement dans l'urètre sain; Bumm le retrouve enfin dans l'urine d'une accouchée, souffrant d'un catarrhe vésical, dans des bulles de pemphigus et le pus d'un abcès du sein.

On l'obtient parfois en cultures pures en cultivant le pus des vaginites. Je l'ai rencontrée en abondance dans le pus d'une bartholinite suppurée, où elle existait avec d'autres espèces : les microcoques pyogènes, le *Micrococcus lacteus faviformis*, et une sarcine blanche de 0 µ 4 de diamètre, donnant sur gélose, des cultures presque transparentes et plissées.

Il est fréquent d'avoir des cultures pures du *Diplococcus subflavus* en inoculant directement des tubes de gélose avec du pus blennorragique. La période de l'affection importe peu. Je l'ai retrouvé dans les urétrites aiguës, aussi bien que dans les suintements chroniques. Il existait dans le pus d'un abcès périurétral consécutif à un rétrécissement de nature blennorragique, en compagnie du *Micrococcus pyogenes aureus*.

J'ai cultivé le pus d'une dizaine d'abcès du sein, dans le service de M. le professeur Herrgott, sans rencontrer une seule fois le *Diplococcus subflavus*.

Je l'ai trouvé dans trois urètres de chien, dont deux étaient atteints d'écoulement.

Dans des cultures sur plaques de plusieurs urines pathologiques (éclampsie, néphrite ascendante, cystites primitives) prises dans la vessie au moyen de sondes stérilisées, je ne l'ai pas isolé.

Morphologie. — Le *Diplococcus subflavus* est la plus grosse des espèces qui peuvent se trouver sur la muqueuse de l'urètre. Ses éléments se distinguent facilement par leur taille ; on les rencontre surtout sur les cellules épithéliales ou dans le liquide intercellulaire.

Le *Diplococcus subflavus* se présente sous forme de diplocoque à éléments asymétriques. La face interne de chaque élément est fortement aplatie ; une échancrure médiane partant de cette face indique un commencement de segmentation (pl. III, fig. 8).

Le grand axe de chaque élément mesure de 2 μ à 2 μ 2. Dans le bouillon, les dimensions s'accroissent et certains couples peuvent atteindre 3 μ. Les diplocoques sont assez mobiles : dans le bouillon, les mouvements sont un peu plus accentués que sur les milieux solides. Chaque élément du diplocoque jouit en outre, par rapport à l'autre, d'une certaine mobilité, se traduisant par un mouvement continuel de glissement à la surface du microbe opposé.

Il reste coloré par la méthode de Gram. Le procédé d'Ehrlich le décolore complètement.

Culture sur plaques. — Au bout de deux jours, à la température d'environ 10°, les colonies commencent à être visibles sous forme de très petits points. A la fin du quatrième jour on voit de petites colonies circulaires de un à deux dixièmes de millimètre de diamètre ; ces colonies sont jaunâtres et granuleuses.

Les bords qui, primitivement étaient circulaires et bien délimités, deviennent irréguliers et granuleux ; les granulations s'éloignent les unes des autres et la liquéfaction commence.

Pendant les deux ou trois premiers jours qui suivent c'est plutôt un ramollissement qu'une fluidification véritable qui s'opère. Quand plusieurs colonies sont rapprochées, on voit les granulations périphériques de chacune d'elles confluer et former un trait d'union entre ces colonies.

La plaque n'est complètement liquéfiée qu'au bout de quinze jours.

La figure 6 de la planche III représente, en allant de la droite vers la gauche, une colonie aux sixième, huitième, dixième jours, à un grossissement de dix diamètres.

Culture en tube de gélatine. — Le *Diplococcus subflavus* pousse mal à la température de 4° à 5° c. Il se développe bien à 22° c. A cette température on voit se former, pendant les trois premiers jours, de petites colonies granuleuses sur tout le trajet de la piqûre. Vers le quatrième jour la liquéfaction commence à la partie supérieure et se continue assez rapidement.

Si on a inoculé la gélatine par une piqûre d'un centimètre de profondeur, la liquéfaction se fait d'emblée sur tout le trajet et l'entonnoir s'évase dès les premiers jours. Mais si la piqûre a été faite profondément, la fluidification se fait d'abord sur un trajet de deux à trois centimètres dans l'intérieur de la gélatine, avant de gagner en largeur. La figure 1 de la planche III représente une culture d'une semaine dans la gélatine, où la piqûre a été faite très profondément.

Le liquide de fluidification est trouble et renferme dans sa partie inférieure des flocons très légers qui restent en suspension dans le liquide pendant assez longtemps. Les flocons inférieurs sont au début plus volumineux, mais aussi moins serrés que ceux de la partie supérieure.

Ces derniers sont nombreux et très ténus.

Au fond de l'entonnoir il se forme peu à peu un dépôt assez considérable. Si la gélatine a été rendue nutritive au moyen de peptone fortement caramélisée, il est assez difficile d'apprécier la teinte du dépôt. Mais quand la peptone est à peu près incolore, on voit que le dépôt possède une coloration jaune de chrôme.

Quand la culture sur gélatine est arrivée au stade représenté par la figure 2 de la planche III, sa marche est très lente. Elle ne reste pas, cependant, complètement stationnaire, et le tube entier finit par être liquéfié au bout de six semaines. En général, peu de temps après la liquéfaction complète, les flocons sont tombés au fond du tube, et le liquide est redevenu complètement transparent. Les flocons sont alors beaucoup diminués de volume ; ils forment un dépôt poussiéreux, adhérent aux parois du tube.

Les cultures sur gélatine, vieilles de cinq à six mois, possèdent une odeur aigrelette rappelant un peu celle que dégagent les cultures jeunes du *Micrococcus pyogenes aureus.* Dans ces cultures on trouve, à côté de diplocoques ayant leurs dimensions normales, des couples à éléments très inégaux, l'un des éléments étant quatre à cinq fois plus volumineux que l'autre.

Culture sur gélose a 35° c. — Pour bien apprécier les différentes teintes par lesquelles passe la culture avant de prendre sa coloration caractéristique, il faut ensemencer le tube de gélose avec une goutte de bouillon contenant le *Diplococcus subflavus.* Le liquide se répand ainsi uniformément sur une surface notable qui, après six heures, se montre couverte d'une culture très mince, absolument transparente, déjà quelque peu gluante, à contours bien arrondis et ressemblant à une culture pure de *Micrococcus gonorrheæ* sur sérum ou sur gélose glycérinée.

Après douze heures, la culture a perdu sa transparence et a pris une teinte blanc grisâtre qui, au bout d'un jour tire déjà sur le jaune. Cette teinte s'accentue dans la suite.

A partir du quatrième jour, les cultures possèdent leur teinte jaune ocreuse caractéristique, qui subsiste plusieurs semaines, et finit par disparaître à peu près complètement sur les cultures vieilles de plusieurs mois et conservées à l'étuve.

L'accroissement des cultures ne se fait plus d'une façon sensible à partir de la deuxième semaine.

Les vieilles cultures possèdent une teinte blanche, tirant sur le gris.

Comme aspect, les cultures examinées à un faible grossissement, dès les premières heures sont granuleuses. Peu à peu les granulations deviennent confluentes et donnent une bande à peu près d'un centimètre de largeur.

Arrivées à leur entier développement, les cultures sur gélose possèdent une consistance visqueuse, moins cependant que les cultures de *Micrococcus pyogenes aureus*. Une parcelle de culture prise entre le pouce et l'index se laisse étirer en donnant des filaments d'au plus un demi-centimètre.

Culture dans le bouillon a 35° c. — Le développement est très rapide. Le trouble du bouillon est complet au bout de seize heures. Il se forme peu à peu un dépôt au fond du matras. Ce dépôt possède une coloration assez analogue à la teinte des cultures sur les milieux solides. Après plusieurs semaines, le développement s'arrête complètement et le liquide redevient clair au-dessus du dépôt.

Culture sur pomme de terre. — Elles sont très peu appréciables aussi bien à l'étuve qu'à la température de la chambre. On finit cependant par observer une minime bande d'un blanc grisâtre qui reste bientôt stationnaire.

Les caractères de culture que je viens de donner ne sont plus applicables aux cultures vieilles et aux cultures successives. Ces dernières perdent rapidement leur vitalité. Les quatrième et cinquième cultures, conservées pendant plusieurs mois et réinoculées ensuite, ne donnent plus que de minimes colonies granuleuses, transparentes, et ne liquéfiant plus la gélatine. Mais si on prend la précaution de refaire de nouvelles cultures chaque semaine, on obtient un nombre bien plus considérable de générations.

Action physiologique. — Bumm dit avoir obtenu un petit abcès par inoculation sous cutanée de ses cultures. Les résultats de mes recherches ne concordent pas avec ceux de Bumm. Injectée à dose massive sous la peau d'un pigeon, une deuxième culture dans le bouillon n'a donné lieu à aucune manifestation locale et le liquide d'inoculation a été complètement résorbé au bout de trois jours.

Une deuxième culture sur gélose, inoculée dans une boutonnière faite à la peau du ventre d'un cobaye, ne produisit aucun abcès, et la cicatrisation fut complète au bout de trois jours. En râclant les tissus à ce niveau, vingt-quatre heures après l'inoculation, on y voyait des diplocoques au milieu d'éléments anatomiques n'ayant subi aucune modification. Au moment de la cicatrisation, il ne restait plus trace des microbes.

J'ai porté des cultures, au moyen d'une sonde, sur la muqueuse urétrale saine, sans déterminer aucune inflammation.

D'ailleurs, aucun observateur, après Bumm, n'a parlé de l'action pathogène de cette espèce. Peut-être Bumm a-t-il injecté une culture impure contenant une petite quantité de *Micrococcus pyogenes aureus*. Ce dernier se développe, en effet, assez bien dans les bouillons qui contiennent déjà une culture de *Diplococcus snbflavus*, et les deux espèces peuvent se trouver réunies sur la muqueuse urétrale.

III

Micrococcus citreus conglomeratus (Bumm).

Bumm a signalé ce microbe dans le pus blennorragique. Je l'ai rencontré assez rarement. J'ai trouvé dans un urètre de chien, un microcoque, qui vu ses caractères, doit être rapporté à cette espèce.

Le *Micrococcus citreus conglomeratus* se distingue de l'espèce suivante par sa disposition constante en diplocoques, le mouvement assez vif de ses éléments et sa plus grande lenteur à se développer. Il a conservé sa coloration dans les réinoculations que j'ai faites dans l'espace d'environ une année ; ses cultures ont une coloration franchement jaune citron, sans mélange de teinte verdâtre.

MORPHOLOGIE — Le *Micrococcus citreus conglomeratus* se présente sous forme de diplocoques, dont chaque élément mesure de 0 μ 8 à 1 μ de diamètre. On peut les trouver, surtout dans le bouillon, en chaînettes de quatre à huit articles. Les éléments associés en couples, sont complètement ronds ; ils possèdent un mouvement d'oscillation assez vif, même dans les vieilles cultures sur les milieux solides. Je n'ai pas rencontré pour cette espèce, de formes d'involution si communes sur les vieilles cultures du *Micrococcus ochroleucus*.

CULTURE SUR PLAQUES DE GÉLATINE. — Elles ressemblent un peu, au début, aux cultures sur plaques de la Sarcine jaune, si commune dans l'air ; ce sont de petites colonies granuleuses, visibles au bout de deux jours, possédant sur leurs contours des échancrures régulières, plus nombreuses que sur les colonies de la Sarcine. Les colonies du *Micrococcus citreus conglomeratus* sont aussi plus plates que celles de cette dernière ; de plus, la gélatine n'est pas liquéfiée.

CULTURE EN TUBE DE GÉLATINE. — A la température de 22°, on obtient par l'inoculation en strie, une bande peu épaisse, mesurant trois millimètres de largeur au bout de huit jours et possédant une couleur jaune citron. Ces cultures sont mamelonnées et écailleuses et n'atteignent jamais plus d'un demi-centimètre de largeur.

CULTURES SUR GÉLOSE A 35° C. — Le *Micrococcus citreus conglomeratus* se développe très bien, surtout quand la gélose est légèrement glycérinée, en donnant de très luxuriantes cultures assez épaisses et finissant par atteindre les parois du tube. Elles sont d'un beau jaune citron, luisantes, à bords faiblement sinueux et possèdent parfois une élevure médiane mamelonnée. La culture est peu cohérente et non visqueuse. La gélose n'est pas modifiée d'une façon apparente sous la culture.

Culture sur pomme de terre. — Cette espèce donne des colonies qui couvrent toute la surface de la tranche ensemencée après trois semaines à la température de 22° c. Après son entier développement la culture est assez épaisse, la surface en est lisse et la consistance plus pâteuse que sur la gélose. Au bout de quelques semaines, quand son développement en surface est complètement terminé, la culture présente de petits mamelons légèrement surélevés. Les bords de la culture sont délicatement dentelés.

Culture dans le bouillon. — Le bouillon est complètement troublé au bout d'un jour à l'étuve. Peu à peu il se forme un dépôt jaune au fond du matras ; quand ce dépôt a atteint une épaisseur d'un millimètre environ, la pullulation s'arrête et le liquide redevient presque clair.

Le *Micrococcus citreus conglomeratus* est une bactérie essentiellement inoffensive.

IV

Micrococcus ochroleucus (Prove).

Cette espèce, isolée de l'urine par Prove (1), a été étudiée par lui au laboratoire du professeur Harz, de Munich.

Je l'ai trouvée en grande abondance dans le pus d'une urétrite survenue pendant la convalescence d'une fièvre typhoïde.

(1) Prove. Micrococcus ochroleucus, eine neue chromogene Spaltpilze. (*Beiträge zur Biologie der Pflanzen*, 1887. 4e vol., 3e p., p. 409.)

Elle existait, en compagnie du *Micrococcus pyogenes aureus*, dans le pus d'un bubon chancrelleux ouvert antiseptiquement à la clinique de M. le professeur agrégé Schmitt : cette espèce, qui n'est douée d'aucune propriété pathogène, peut donc jouer le rôle de bactérie pyocole, du moins dans des circonstances exceptionnelles. L'individu porteur du bubon, avait les bords du prépuce littéralement couverts de chancrelles ; au moment de l'émission, l'urine baignant des ulcérations étendues, a pu facilement y laisser des bactéries dont quelques-unes ont dû être absorbées.

MORPHOLOGIE. — Prove, qui a étudié l'influence de la chaleur et de la lumière sur les cultures de cette espèce, lui donne comme dimension moyenne 0µ5 à 0µ8, signalant toutefois des formes n'ayant que 0µ1 à 0µ3. Dans les cultures sur les matières amylacées, il décrit en outre des spores mesurant 1µ6 à 1µ8, se produisant au bout de cinq à six jours à une température de 36°.

En règle générale, les cultures jeunes présentent des formes mesurant en moyenne 0µ8. Plus tard, surtout si l'on prend le fragment qu'on examine au centre de la culture sur gélose ou sur pomme de terre, on trouve des éléments de dimensions assez variables dont la plupart n'ont guère plus de 0µ3 de diamètre.

Quant aux gros éléments signalés par Prove, ils sont assez variables de forme. Les uns sont complètement ronds et mesurent de 1µ6 à 2µ8 ; d'autres sont pyriformes et ont 3µ de long sur 1µ5 à 1µ8 de largeur. On trouve enfin des formes en fuseau de près de 4µ de longueur. La plupart de ces formes, surtout les éléments allongés, sont beaucoup moins mobiles que les micrococques normaux.

Sur les cultures qui commencent à se dessécher, on ne trouve plus guère que des micrococques de 0µ3 à 0µ6 de diamètre.

Ces gros éléments, qui sont très fréquents surtout dans les cultures sur pomme de terre, sont considérés par Prove comme renfermant les spores ; les cultures qui en contiennent résisteraient, selon lui, pendant plus d'un quart d'heure à 100°.

Je n'ai pas pu vérifier les assertions de Prove. Les cultures, jeunes ou vieilles, laissées pendant plus de dix minutes dans la vapeur d'eau à 100°, ne m'ont jamais fourni de spores capables d'ensemencer un milieu nutritif quelconque. D'ailleurs les divers éléments que présentent les cultures se colorent également par la méthode de Gram, et se décolorent aussi facilement par le procédé d'Ehrlich. Peut-être les gros éléments sur lesquels j'ai insisté ne sont-ils autre chose que des formes d'involution ?

Le *Micrococcus ochroleucus* se présente, dans le bouillon, sous forme de diplocoques ou de courtes chaînettes. Dans les vieilles cultures sur les milieux solides, ces dispositions sont moins apparentes. Quant aux mouvements, ils sont assez vifs sur les cultures jeunes ; ils diminuent sensiblement avec l'âge de la culture, sans cependant disparaître complètement. Les mouvements de cette espèce s'arrêtent dans le liquide de Rippart.

Toutes les cultures dégagent une odeur fade au début, sulfureuse dans la suite. Cependant je n'ai pu y déceler aucune trace de soufre, soit sous forme de sel minéral, soit combiné à des matières organiques.

Culture sur plaques de gélatine. — Les colonies apparaissent, dès la dix-huitième heure, sous forme de très petits points qui augmentent assez lentement. Au bout de quatre à cinq jours, ils forment de petites colonies granuleuses, nettement circulaires, d'un gris jaunâtre, qui dans la suite présente une légère teinte verdâtre.

Au bout d'une semaine, on voit au-dessous de la colonie la gélatine se ramollir ; bientôt la colonie nage au-dessus d'une cupule, sans toutefois perdre sa consistance primitive ; autour d'elle se voient ordinairement quelques granulations de même couleur. Après trois semaines, la plaque entière est liquéfiée ; mais on voit encore, à ce moment, surnager les colonies circulaires qui s'étaient formées dès le début et qui se laissent enlever d'une seule pièce au bout du fil de platine (pl. III, fig. 7).

Je dois dire cependant que ces cultures sur plaques ont été obtenues en diluant des troisièmes cultures ; il est possible que les premières cultures obtenues sur plaques diffèrent un peu de ma description.

Culture en tube de gélatine — Si on inocule un tube de gélatine par piqûre profonde, on observe à la surface, après quarante-huit heures, une culture granuleuse, à bords échancrés, dont le centre, légèrement jaunâtre, présente déjà, au bout de trois jours, un léger enfoncement. Peu à peu, ce centre prend une coloration jaune soufre, tandis que la périphérie est d'un blanc crêmeux. La tête de la culture forme une pellicule homogène, au-dessous de laquelle se trouve une cupule de liquéfaction peu profonde. Tout le long du trajet de la piqûre, il s'est développé des granulations très rapprochées et de moins en moins volumineuses à mesure qu'on avance dans la profondeur. Ces granulations donnent aux bords du trait un aspect crénelé (pl. III, fig. 1).

Après quinze jours, le diamètre de la pellicule superficielle atteint un centimètre ; la cupule a, à ce moment un demi-centimètre de profondeur (pl. III, fig. 2). Dans la suite, la pellicule ne reste pas homogène ; l'anneau blanc crêmeux périphérique ne forme plus une seule pièce ; il se dissocie en donnant de petits débris membraneux de un à deux millimètres carrés. Le centre, au contraire, forme toujours une pellicule ronde, jaune, unie, luisante, humide ; quant à la cupule, elle renferme un liquide trouble, tenant en suspension de petits flocons anguleux, plus nombreux et plus volumineux dans la portion inférieure.

Quand la cupule a atteint les parois du tube, la liquéfaction ne se fait plus que très lentement et le tube n'est complètement liquéfié qu'au bout d'un mois. A ce moment, le liquide devient un peu plus clair ; mais, au fond du tube, on trouve un dépôt visqueux et dense, dont la partie inférieure possède une coloration jaune assez marquée, tandis que la partie supérieure est d'un blanc grisâtre. A la surface du liquide, on voit toujours surnager des débris de la pellicule jaune et blanche.

Après une quinzaine de générations, la liquéfaction se fait beaucoup plus tardivement, et on peut ne la voir commencer qu'au bout de deux ou trois semaines.

Culture sur gélose a 35°. — Après douze heures, les tubes présentent une légère strie jaune, au milieu d'une bande d'un blanc crèmeux. Au bout de trois jours, la culture atteint trois à quatre millimètres ; elle ne s'étend plus beaucoup en surface, dans la suite.

Si on laisse la culture à l'étuve, où elle ne reçoit que la lumière diffuse, la partie centrale ne prend qu'une faible teinte jaune et la périphérie reste d'un blanc grisâtre. Si au contraire, on expose la culture au soleil, la teinte jaune de la partie centrale devient plus foncée et s'étend sur une plus grande surface.

Culture dans le bouillon a 35° c. — Le bouillon est troublé dans toute sa masse, dès la douzième heure. Peu à peu il se forme au fond du matras un dépôt nuageux d'un jaune pâle qui peut atteindre un à deux millimètres d'épaisseur et, après plusieurs semaines, le liquide redevient à peu près clair.

Culture sur pomme de terre. — Mise à l'étuve à 35°, la culture est déjà visible au bout de vingt-quatre heures, sous forme de granulations fines. Après trois jours, la strie d'inoculation est recouverte de mamelons qui deviennent bientôt confluents, et donnent, après dix jours, des bandes d'un demi-centimètre de large, à bords un peu sinueux, mais nettement délimités, à centre surélevé et anfractueux. La consistance de la culture est pâteuse ; elle ne se laisse pas étirer, vu son peu de viscosité.

De même que sur gélatine et sur gélose, la culture sur

pomme de terre n'est pas entièrement jaune ; ses bords présentent un liseré blanc très appréciable sur la figure 5 de la planche III.

La culture se fait de la même manière, mais moins rapidement àla température de la chambre.

Si on laisse la culture exposée à la lumière solaire, sa coloration jaune est plus intense que sur la culture développée à l'étuve ; de plus, dans ce cas, le liseré blanc périphérique est peu large.

Si on inocule des milieux nutritifs avec une parcelle de culture prélevée au niveau de la bande blanche, les cultures ainsi obtenues, ne présentent pas en général, de coloration jaune appréciable, et, dans les ensemencements successifs, elles demeurent blanches. C'est là un phénomène qui se produit pour un certain nombre de bactéries chromogènes. Leur fonction chromogène se perd, au bout d'un certain temps de la même façon que s'éteignent, sur les cultures successives, les propriétés virulentes de certaines bactéries pathogènes.

La matière colorante est insoluble dans l'eau et soluble dans l'alcool. La solution alcoolique est jaune avec une légère teinte verdâtre. A l'examen spectroscopique, on observe un léger trouble depuis la ligne D et un assombrissement plus fort sur la ligne F. Les alcalis sont sans effet sur la solution colorée ; les acides la décolorent, la coloration ne reparaît ni par neutralisation, ni par un excès d'alcali.

V

Microcoques pyogènes.

MICROCOCCUS PYOGENES AUREUS. MICROCOCCUS PYOGENES ALBUS.

Les microcoques vulgaires de la suppuration, qui sont si répandus sur la peau et dans les diverses sécrétions de l'organisme, ont été signalés dans l'urètre normal par Lutsgarten et Mannaberg. Castex a trouvé le *Micrococcus pyogenes aureus* dans un cas d'urétrite consécutive à un cathétérisme.

Dans le cours de mes recherches, j'ai trouvé le *Micrococcus pyogenes aureus* en grande abondance dans un cas d'urétrite survenu dans la convalescence de la fièvre typhoïde et dans des urètres de chien.

Bockhart déclare les micrococques de la suppuration très communs dans le pus des urétrites blennorragiques.

Pour les déceler dans ces cas, il est indispensable de se servir de la méthode des cultures sur plaques. Il faut alors éviter de prendre pour le *Micrococcus pyogenes aureus* un microcoque morphologiquement semblable, dont les colonies sur plaques, présentent quelques analogies avec celles du *Micrococcus pyogenes aureus* et que je décris dans le chapitre suivant sous le nom de *Microcoque orangé de l'urètre*. Il est nécessaire, dans ces recherches, de faire des cultures successives sur gélose et sur gélatine, pour se prononcer avec certitude ; c'est seulement l'ensemble des caractères de ces diverses cultures qui permettra d'affirmer la présence des microcoques pyogènes.

S'il est possible de les déceler dans le pus blennorragique, ils n'y existent toutefois qu'en minime proportion. En effet, par injections sous-cutanées du pus blennorragique à des souris et à des cobayes, je n'ai jamais déterminé d'abcès local ni de septicémie, comme on en obtient d'habitude en inoculant les produits des suppurations ordinaires. Ce fait s'explique aisément si on se rappelle que de nombreuses expériences. montrent qu'une espèce pathogène peut fort bien ne donner lieu à aucun phénomène morbide, si la quantité qu'on inocule est très minime.

Si ces microbes n'ont qu'un rôle accessoire dans le processus inflammatoire de nature blennorragique qui s'observe sur la muqueuse urétrale, ce sont eux qui jouent le principal rôle dans les accidents qui compliquent parfois la blennorragie, ainsi que je le montrerai plus loin en étudiant la pathogénie des complications de cette affection.

C'est probablement aux microcoques pyogènes que l'on doit rapporter en général les urétrites consécutives au cathétérisme. Le *Micrococcus pyogenes aureus* semble, dans ce cas, avoir le rôle prédominant, ainsi que l'a montré l'examen de Castex dans un cas où le cathétérisme pouvait seul être mis en cause.

Le *Micrococcus pyogenes albus*, pris isolément, ne semble pas pouvoir produire de suppuration, du moins sur la muqueuse urétrale. A deux reprises différentes, j'ai porté dans l'urètre une sonde molle trempée dans une deuxième culture dans le bouillon, datant de deux jours, sans déterminer aucune inflammation.

Il n'en est plus de même pour le *Micrococcus pyogenes aureus*. Une sonde trempée dans une deuxième culture et retournée plusieurs fois dans l'urètre, a déterminé un écoulement purulent, très peu abondant, qui dura quatre jours et ne s'accompagna d'aucune douleur.

VI

Microcoque orangé de l'urètre.

Morphologie. — Cette espèce, que j'ai rencontrée en assez grande abondance dans des urètres de chien et dans un cas d'urétrite simple chez l'homme est commune aux écoulements urétraux et vaginaux. Ce sont des microcoques sphériques, dont la taille varie de $0\,\mu\,5$ à $0\,\mu\,8$; certains même, atteignent $1\,\mu$. Ils forment des amas de 6 à 15, analogues aux amas de *Micrococcus pyogenes aureus* ; on peut les voir aussi en courtes chaînettes de quatre à six éléments. Ces microcoques m'ont paru immobiles sur tous les milieux de culture ; ils restent colorés par la méthode de Gram.

Culture sur plaques. — Après deux jours, on voit sur les plaques de gélatine, une colonie de un millimètre de diamètre circulaire, liquéfiante et présentant quelque ressemblance avec les colonies de *Micrococcus pyogenes aureus* vieilles de cinq à six jours. La planche V représente les cultures sur plaques du *Micrococque orangé de l'urètre* et du *Micrococcus pyogenes albus* qui est d'ailleurs identique à celle du *Micrococcus pyogenes aureus.*

Une colonie de *Micrococcus pyogenes albus*, après quatre à six jours, est formée d'une portion centrale opaque et d'une zone annulaire peu trouble, ainsi que le montre la fig. 1 de la planche V.

Les colonies du *Micrococque orangé de l'urètre*, après quarante-huit heures de culture, sont aussi étendues que celles du *Micrococcus pyogenes albus* au bout d'une semaine. Elles s'en différencient facilement par une zone circulaire, bien visible sur la fig. 2 de la même planche, zone formée de flocons assez volumineux entourant le dépôt central. Le stade représenté par cette photographie est d'ailleurs tout à fait temporaire : le dépôt central finit bientôt lui-même par se désagréger, donnant des flocons nuageux disposés sans ordre.

Culture en tube de gélatine. — Cette espèce liquéfie la gélatine sur tout le trajet de la piqûre, ce que ne fait pas le *Micrococcus pyogenes aureus.* Après dix jours l'entonnoir de fluidification mesure environ un centimètre de diamètre à la surface et quelques millimètres seulement à la partie inférieure ; à ce stade, il a plutôt la forme d'une cupule terminée inférieurement par un cylindre. A la surface se trouvent des débris membraneux d'une teinte orangée.

Le liquide de fluidification contient de gros flocons jaunâtres, disséminés dans toute la hauteur. Une masse floconneuse assez volumineuse et plus colorée existe à la partie inférieure de l'entonnoir (pl. IV, fig. 4). La portion fluidifiée est très visqueuse.

Quand tout le tube est liquéfié, ce qui arrive en général

au bout d'un mois, les flocons les plus volumineux sont réunis au fond du tube et forment un dépôt globulaire de près d'un centimètre, de consistance muqueuse et d'un beau jaune d'or. Le liquide ne devient complètement clair que deux mois environ après la liquéfaction complète du tube.

Culture sur gélose. — La culture mise à l'étuve est visible au bout de cinq heures, sous forme d'une mince strie incolore. Après un jour, on voit une bande grise qui prend peu à peu en son milieu, une teinte jaunâtre et qui atteint trois à quatre millimètres de largeur en une semaine.

Les cultures successives sur gélose perdent rapidement de leur vitalité.

Culture dans le bouillon. — Après un séjour de vingt-quatre heures à l'étuve, le bouillon présente un léger louche qui n'augmente presque pas le jour suivant; mais on voit se former des filaments muqueux assez longs, d'un jaune pâle, dont quelques-uns flottent au milieu du liquide et qui tombent bientôt au fond du matras en donnant un sédiment muqueux d'une faible épaisseur.

Action physiologique. — Par injection sous-cutanée chez les animaux d'expérience, on ne détermine aucun phénomène morbide. Portée dans l'urètre sain, cette espèce ne produit aucune inflammation.

VII

Microcoque blanc à colonies foliacées.

Morphologie. — Cette bactérie, assez rare dans le pus urétral, se présente sous forme de diplocoques formant des amas de 10 à 15 ou de courtes chaînettes de 4 à 6 éléments. Dans le bouillon, la tendance à former des chaînettes est plus prononcée que sur les milieux solides. Les éléments sphériques mesurent de 0 μ 6 à 0 μ 9 de diamètre. Dans les vieilles cultures, dans le bouillon, on peut trouver des formes anormales mesurant 1 μ 4 et semblables aux formes d'involution du *Micrococcus pyogenes*, si communes dans les cultures après la première semaine. Cette espèce reste colorée par la méthode de Gram.

J'ai récemment obtenu cette espèce en culture pure, en inoculant directement des tubes de gélatine avec la sécrétion urétrale d'un chien.

Culture sur plaques de gélatine. — La première culture sur plaques est tout à fait spéciale et ne se reproduit plus dans les cultures successives avec sa forme primitive.

Au bout de plusieurs jours, à la température ordinaire, on observe une colonie assez régulière d'environ de 1 à 2 millimètres de diamètre dont la figure 1 de la planche VI représente une photographie à un grossissement de 60 diamètres.

Cette colonie circulaire s'entoure bientôt d'une collerette frangée. Les franges sont assez polymorphes ; ce sont des prolongements tantôt en forme de boudins arrondis ou de massues, tantôt en forme de fer de lance et pouvant être bi ou trifides. Ces franges sont constituées par des granulations plus fines et moins serrées que celles qui forment le centre de la colonie. Au bout de six à huit jours, cette collerette s'entoure elle-même d'une auréole frangée, analogue, et ainsi de suite. Ces formations d'auréoles concentriques et frangées peuvent donner une colonie mesurant deux et même trois centimètres de diamètre, dont le développement n'est arrêté que par l'envahissement des plaques par les colonies étrangères. Cette espèce ne fluidifie jamais la gélatine. La figure 2 de la planche VI est la photographie d'une de ces colonies après douze jours de culture, à un grossissement de 12 diamètres.

Dans la gélatine à 15 °/₀, la culture sur plaques présente un aspect un peu différent ; les auréoles concentriques sont bien plus nombreuses et les franges qui les constituent sont moins considérables.

Un caractère important des cultures sur plaques est leur tendance à s'affaisser dans la gélatine. Leur centre est fortement déprimé.

Si, avec le fil de platine, on enlève la partie centrale de la culture qui se laisse emporter tout d'une pièce, les bactéries qui restent suffisent pour donner des franges, de la même façon que si le centre de la culture subsistait.

Cette première culture sur plaques ressemble tout à fait, au début, à la culture sur plaques d'un microcoque fréquent dans l'eau, que j'ai rencontré aussi dans un exsudat de poumon hépatisé. Mais, dès le quatrième jour, cette dernière espèce commence à liquéfier la gélatine.

Culture en tube de gélatine. — En inoculant le tube par piqûre, on voit, au bout de quarante-huit heures, une colonie blanche, mesurant un millimètre et demi de diamètre, à bords formés de granulations très fines, d'abord isolées, mais bientôt confluentes. Le long du trajet se trouvent des granulations sphériques grisâtres, de grosseurs différentes (fig. 2, pl. IV).

Au bout d'une semaine, la colonie dont la tête a augmenté en surface, présente une tendance très marquée à s'enfoncer dans la gélatine. Ce fait ne tient pas comme on pourrait le croire tout d'abord, à la dessication de la gélatine ; la dépression produite par la culture, s'observe de même, lorsqu'on coiffe le tube avec un capuchon de caoutchouc qui empêche l'évaporation. On peut d'ailleurs comparer, au moyen de tubes témoins stériles, la légère dépression subie par la surface de la gélatine en se desséchant, avec l'enfoncement caractéristique de la culture. Cet enfoncement, après deux mois, atteint un centimètre et demi de profondeur (fig. 3, pl. IV).

Les bords de la culture qui, au début, sont sinueux et finement dentelés, deviennent dans la suite irréguliers.

Après quatre ou cinq mois, la culture fragmentée en morceaux irréguliers, tapisse les parois de la cupule auxquelles elle adhère assez fortement. Arrivée à ce stade, la culture reste stationnaire. La gélatine a pris alors, au-dessous de la culture une légère teinte brunâtre. La culture elle-même est d'un blanc grisâtre et possède une consistance presque cireuse.

Cette espèce croît aussi bien dans la gélatine pertonisée et non neutralisée, que dans le même milieu rendu neutre ou légèrement alcalin.

On arrive parfois, en déposant à la surface de la gélatine, une goutte d'une culture dans le bouillon, à reproduire une colonie identique à celle que donnent les premières cultures sur plaques. Cependant, dans ce cas, l'épaisseur des franges est un peu plus considérable.

Si l'on a inoculé en strie le tube de gélatine, les bords de la culture sont sinueux et très découpés.

Culture sur gélose. — A la température de 35°, la culture est déjà appréciable au bout de vingt-quatre heures sous forme de petites granulations blanches qui deviennent confluentes, et donnent, après cinq jours, une bande de deux à trois millimètres de largeur, à bords sinueux, et assez épaisse.

La culture sur gélose ne prend jamais un bien grand développement. Elle reste stationnaire au bout de trois semaines après avoir atteint environ un centimètre de diamètre.

La surface de la culture, d'abord chagrinée devient finalement lisse et unie, au moins dans sa partie inférieure.

Les cultures sur gélose vieilles de cinq à six mois et protégées contre la dessication, augmentent un peu d'épaisseur et en certains points semblent boursoufflées.

Sur du blanc d'œuf cuit, la culture qu'on obtient est analogue à la culture sur gélose, mais moins abondante.

Culture dans le bouillon. — La masse du liquide est troublée au bout d'un jour. Après trois mois de culture, il existe au fond du matras un dépôt blanchâtre, muqueux, de près d'un demi-centimètre d'épaisseur. Au-dessus du dépôt le liquide est redevenu clair.

Culture sur pomme de terre. — Elle forme une bande d'un blanc grisâtre, ne dépassant guère un à deux millimètres de largeur.

Cette espèce injectée sous la peau des souris est inoffensive. Elle ne détermine aucune inflammation sur la muqueuse urétrale saine.

VIII

Diplocoque jaune non liquéfiant de l'urètre.

Morphologie. — Ce sont des diplocoques à éléments asymétriques très rapprochés, mesurant 1 μ 5 à 2 μ dans leur grand diamètre et 1 μ à 1 μ 2 de largeur. Dans l'eau, ces diplocoques sont animés d'un mouvement de translation qui s'arrête si on ajoute une goutte du liquide de Rippart. Les dimensions précédentes, prises sur des éléments vivants, ne se retrouvent plus sur les lamelles desséchées et colorées : par la dessication, ces microbes subissent une rétraction très considérable.

Les cultures sur plaques de gélatine montrent au bout d'une dizaine de jours de très minimes colonies circulaires, granuleuses, qui n'augmentent pas sensiblement dans la suite, et ne sont pas caractéristiques.

Cette espèce est d'ailleurs peu commune dans le pus.

Culture en tube de gélatine. — Inoculée par piqûre, cette espèce pousse très lentement. A la surface de la gélatine, on obtient, au bout d'un mois, une tête de clou, formée de granulations assez grosses et confluentes, d'un jaune orangé assez foncé. Dans l'intérieur de la gélatine, sur tout le trajet de la piqûre, il se développe des granulations brunes, assez petites, ovoïdes, à grand axe perpendiculaire à la direction de la piqûre (fig. 5, pl. IV).

Culture sur gélose a 35° c. — Si on a fait l'inoculation en strie, avec une parcelle de culture prise sur un milieu solide, on obtient au bout de dix jours, une bande d'un demi-centimètre de large, de couleur jaune de chrôme, aussi foncée que les premières cultures du *Micrococcus subflavus*; mais la surface n'est pas unie. La culture semble formée de petits îlots circulaires juxtaposés. Ces îlots ont leur surface lisse, mais au point où ils s'accollent, leurs bords forment des plis légèrement surélevés.

Si au contraire on ensemence les tubes de gélose avec une goutte de bouillon, on obtient, au bout de vingt-quatre heures, une traînée de deux millimètres de largeur, d'un blanc sale, devenant bien vite jaune, mais dont la coloration est tout d'abord moins foncée que celle des cultures sur gélatine.

Sur les cultures successives, la coloration se perd bien moins vite que celle du *Micrococcus pyogenes aureus* ou que celle du *Micrococcus subflavus*. Elle subsiste également sur les cultures vieilles de plusieurs mois. Cette espèce se réinocule d'ailleurs facilement et jusqu'à la dixième génération, les cultures sont toujours aussi abondantes.

Culture sur pomme de terre. — Si l'on dilue dans de l'eau stérilisée une goutte de pus blennorragique et que l'on répande le liquide à la surface de tranches de pommes de terre, on peut avoir, de cette façon, cette espèce en première culture. Les colonies assez rares qu'on obtient ainsi, sont spéciales. Ce sont de petits mamelons confluents, d'un beau jaune de chrome, peu surélevés et restant bientôt stationnaires.

Si on inocule alors en strie des tranches de pommes de terre, on obtient, au bout de vingt-quatre heures à l'étuve, de petites bandes granuleuses, ayant déjà leur coloration caractéristique. Ces bandes augmentent peu en largeur dans la suite et atteignent au plus trois à quatre millimètres de diamètre. Elles présentent une surélevure médiane, formée de mamelons juxtaposés et plus colorés que la partie périphé rique. Les bords sont sinueux (pl. IV. fig. 7).

A la température de la chambre, les cultures sur pommes se développent plus lentement et ne forment jamais que de petites bandes granuleuses d'une très minime largeur.

Culture dans le bouillon a 35° c. — Après quatorze heures à l'étuve, il existe un léger trouble dans la masse du liquide. Peu à peu, on voit se former au fond du matras un dépôt poussiéreux formé de grains assez tenus. Au bout de trois semaines, le liquide est redevenu beaucoup plus clair.

L'injection à doses massives, de troisièmes cultures, sous la peau des souris, n'a rien produit. Ces mêmes cultures portées sur la culture urétrale saine de l'homme n'ont donné lieu à aucun phénomène appréciable. Cette espèce semble donc devoir être considérée comme vivant en saprophyte dans l'urètre.

IX

Microcoque blanc grisâtre de l'urètre.

Morphologie. — Ce microcoque est probablement identique à celui qu'ont cultivé Lustgarten et Mannaberg et qu'ils indiquent (*loco cito*, p. 914). Comme « un staphylocoque dont la forme typique doit être considérée comme ronde, quoiqu'on le trouve souvent sous la forme ovoïde ; mais, dans ce cas, la présence d'une ligne de séparation peut être constatée, de façon que la forme ovoïde doit être considérée comme transitoire. »

Le diamètre moyen de l'individu isolé est de 0,8 μ. Cependant Lustgarten avait déjà remarqué que des sphères épaisses et gonflées pouvaient atteindre 1,4 μ. On en trouve même de 2 μ.

La différence qui existe entre les dimensions des divers

individus, donne aux zooglées un aspect tres bizarre, plus caractérisé encore sur les préparations colorées. Ces microcoques, dans l'eau, possèdent un mouvement d'oscillation assez vif. Ils restent colorés par la méthode de Gram.

Le développement de cette espèce étant assez lent à se faire sur gélatine, je n'en ai point obtenu de cultures sur plaques.

Culture sur gélatine. — On n'observe encore rien au bout de quatre jours. Mais, après trois semaines de culture, la piqûre montre une série de granulations dont les axes longitudinaux sont perpendiculaires à l'axe de la piqûre faite dans l'intérieur de la gélatine. Superficiellement, le développement n'est pas plus fort que dans la gélatine.

Culture sur gélose. — Le développement est lent et peu considérable. Après quatre jours à l'étuve, on obtient une bande grisâtre, très peu épaisse, molle, non visqueuse, très peu adhérente à la gélose.

En inoculant la gélose par piqûre, on peut obtenir des colonies circulaires atteignant un centimètre de diamètre après un séjour de quinze jours à l'étuve. La coloration de ces colonies est grisâtre. Certaines présentent une très légère teinte rosée au centre.

Culture sur pomme de terre. — Ces cultures sont visibles après deux jours de séjour à l'étuve, sous forme d'une strie, composée de fines granulations grisâtres qui deviennent bientôt confluentes et donnent, au bout de quinze jours, une bande grise uniforme.

Culture dans le bouillon. — La culture, mise à l'étuve, présente un trouble dans toute sa masse après un jour. Un dépôt d'un blanc sale, d'ailleurs peu considérable, ne tarde pas à se former. Ce dépôt n'augmente plus guère après une semaine et le bouillon redevient clair.

Cette espèce est absolument sans action pathogène.

X

Diplocoque blanc jaunâtre de l'urètre.

Morphologie. — C'est un diplocoque à éléments asymétriques, ovoïdes, aplatis sur leur face concave et mesurant suivant leur grand axe de 1,4 μ à 1,8 μ. Cette espèce est mobile ; même sur les vieilles cultures, la mobilité est encore très nette ; elle consiste surtout en un mouvement d'oscillation.

Sur les cultures vieilles de plusieurs mois, on trouve de grosses formes complètement sphériques, isolées, dont le diamètre peut aller jusque 2,5 μ.

Ce diplocoque est probablement analogue à la sixième espèce cultivée par Lustgarten et Mannaberg et décrite par eux dans leur mémoire sur les bactéries de l'urètre normal (1).

Culture sur plaques. — A la fin du deuxième jour, on voit se produire des colonies circulaires grisâtres qui présentent bientôt un ou deux prolongements ramifiés. Dès le quatrième jour, un ramollissement commence à se faire, puis une fluidification véritable entre la portion centrale de la colonie et ses prolongements. La figure 1 de la planche VII est la photographie d'une culture sur plaques à la fin du cinquième jour. La portion centrale foncée représente une pellicule flottant dans le liquide et qui n'est autre que la colonie grisâtre développée en premier lieu.

Culture sur gélatine. — Le tube ayant été inoculé en strie, on voit, après quarante-huit heures, une bande d'un millimètre, formée de granulations très rapprochées, d'une couleur blanche crémeuse.

Vers la fin du troisième jour, les mamelons blancs se réunis-

(1) Lustgarten et Mannaberg. *Loc. cit.*, p. 916.

sent et forment une bande un peu surélevée, légèrement plissée et luisante.

Au bout de douze jours, la gélatine commence à se ramollir sous la culture qui se déprime légèrement en son centre. Les bords de la culture sont alors sinueux, réguliers, et le centre prend une légère teinte d'un jaune rougeâtre.

Si l'on continue à observer la deuxième culture faite avec une parcelle prélevée sur plaques, pendant plusieurs mois, on ne voit pas s'accentuer le ramollissement de la gélatine. La propriété de liquéfier la gélatine se perd donc très rapidement chez cette espèce, puisque c'est à peine si, sur les deuxièmes cultures, on observe le ramollissement de ce milieu.

Après deux mois, la culture, large de plus d'un centimètre, se montre formée de deux parties : une bande médiane jaunâtre et une portion périphérique à contours sinueux, et possédant une coloration blanche cireuse.

La culture sur gélatine possède une consistance pâteuse; elle est très adhérente au substratum et ne se laisse pas enlever facilement. Même après deux mois de culture, la gélatine n'est pas modifiée dans sa coloration.

Si l'on a inoculé la gélatine par piqûre, on voit, au bout d'un mois, une cupule assez semblable à celle que donnent les cultures du *Microcoque blanc à colonies foliacées*, mais moins profonde, et dont les bords sont finement sinueux. L'enfoncement, après deux mois de culture, n'est guère que d'un centimètre. Dans le trait de la piqûre se trouve une bande formée de fines granulations.

Culture sur gélose. — Après quarante-huit heures de séjour à l'étuve, le trait possède une largeur de trois à quatre millimètres, Il est blanc grisâtre ; dans les jours suivants, il n'augmente plus guère en largeur, mais seulement un peu en épaisseur.

Si on a inoculé la gélose par piqûre, on obtient au bout d'un mois des colonies circulaires d'un centimètre et demi de diamètre, d'un blanc sale à la périphérie, d'un gris jaunâtre au centre, et possédant un assez grand nombre de mamelons mousses à leur surface. La culture sur gélose possède une consistance molle et non visqueuse.

Culture dans le bouillon. — A l'étuve, on observe un trouble sensible dans toute la masse, dès la quinzième heure. Puis, un nuage grisâtre se produit et reste en suspension dans le liquide pendant quelques heures. Ce nuage tombe bientôt au fond du matras en formant un dépôt peu épais, et le liquide reprend une certaine transparence.

Culture sur pomme de terre. — Cette culture se développe assez lentement. Après cinq jours à l'étuve on observe une bande d'un millimètre de largeur formée de fines granulations grisâtres qui deviennent bientôt confluentes et forment au bout de dix jours une culture de près d'un centimètre de largeur, dont la partie médiane possède une très légère coloration jaune pâle. La consistance de la culture est pâteuse.

Cette espèce ne possède aucune action pathogène.

XI

Micrococcus lacteus faviformis (Bumm).

Cette espèce a été signalée par Bumm dans le mucus vaginal. Je ne l'ai pas retrouvée dans le pus de l'urètre ; mais la septième espèce cultivée par Lustgarten et Mannaberg possède quelque ressemblance avec cette espèce ; aussi, décris rai-je ici le *Micrococcus lacteus faviformis* avec quelques détails. Je l'ai souvent isolé dans les sécrétions vaginales et je l'ai rencontré dans un cas de bartholinite suppurée, en compagnie du *Diplococcus subflavus* et du *Micrococcus pyogenes aureus*.

Morphologie. — Bumm donne comme dimensions à cette espèce qui est formée de cellules ovoïdes, 2,2 μ à 2,5 μ. Les plus gros éléments atteignent en effet ces dimensions sur les cultures jeunes ; mais il est fréquent de trouver des diplocoques dont l'un des éléments ne dépasse pas 1 μ 5. Les deux éléments d'un diplocoque sont très rapprochés et ne laissent entre eux qu'un bien faible espace. Les diplocoques possèdent un mouvement tremblotant qui subsiste encore sur les cultures vieilles de plusieurs mois.

Lorsqu'on prépare, dans une goutte de liquide, une parcelle de culture jeune pour l'examen microscopique, on voit que les diplocoques isolés se disposent, sur la lamelle, l'un contre l'autre, en une seule couche ; l'aspect de la culture ainsi obtenue rappelle celui d'un gâteau de miel avec ses nombreuses alvéoles ; c'est de cette dernière particularité qu'a été tiré le nom de l'espèce. Le milieu de chacun des amas formant ainsi une sorte de zooglée, est occupé par une chaînette de six à douze articles plus volumineux que les éléments ambiants.

Sur les cultures vieilles de plusieurs mois, on rencontre de gros microcoques isolés, complètement sphériques, pouvant atteindre 3 μ de diamètre.

Cette espèce reste colorée par la méthode de Gram.

Culture sur plaques. — Les colonies du *Micrococcus lacteus faviformis*, extrêmement remarquables par leur délicatesse, sont de petites colonies grisâtres, très régulièrement circulaires, dont l'intérieur est occupé par un fin réseau limitant des alvéoles toutes égales entre elles. Ce réseau, très fin, est appréciable sur les photographies des cultures sur plaques ; mais les reports successifs nécessaires pour la confection des planches, lui ont fait perdre beaucoup de sa netteté dans la figure 2 de la planche VIII.

Culture en tube de gélatine. — A une basse température, le *Micrococcus lacteus faviformis* se développe lentement. Après trois jours, à la température de la chambre, on aperçoit à la surface de la gélatine de petits mamelons qui se réunissent en augmentant de volume et qui donnent au bout d'une semaine, une culture assez épaisse, d'un blanc laiteux, à bords irrégulièrement sinueux

Si on a inoculé le tube par piqûre, on voit qu'il n'y a pas de liquéfaction, mais, tout le long du trajet du fil de platine, il se forme de petites colonies globuleuses qui prennent bientôt, à l'intérieur du substratum, une teinte grisâtre.

Sur les tubes inoculés en strie, le développement en surface s'arrête après une quinzaine de jours, quand la culture a atteint un demi-centimètre de largeur. La culture augmente encore un peu d'épaisseur dans la suite, et si on l'examine au bout de deux mois, on voit que son centre est légèrement surélevé et possède une teinte jaune soufre assez prononcée, au niveau de laquelle se voient quelques boursouflures, tandis que la périphérie a conservé sa teinte laiteuse primitive. Les bords de la culture sont alors très sinueux ; près des bords se trouvent quelquefois de petits îlots, réunis à la culture elle-même par des pédicules extrêmement fins.

La consistance de la culture est molle. Elle adhère un peu au substratum et après plusieurs mois, la gélatine est devenue légèrement brune au niveau de la culture.

Culture sur gélose. — La culture mise à l'étuve, commence à être visible au bout d'un jour. Elle s'étend pendant la première semaine en donnant une bande d'un blanc quelque peu grisâtre, à bords très réguliers, sans échancrures. Rarement la culture atteint plus de six à huit millimètres.

Si on inocule le tube de gélose en laissant couler à sa surface une goutte de bouillon renfermant le *Micrococcus lacteus faviformis*, on voit, après quarante-huit heures, toute la surface du tube couverte de mamelons blanchâtres, unis les uns aux autres par des trainées plus minces, ce qui donne à cette culture au début, l'aspect d'une culture de *Micrococcus pyogenes*.

Sur gélose, les cultures sont un peu gluantes.

Culture dans le bouillon. — Après quatre heures de séjour à l'étuve, le développement est déjà appréciable : si on a inoculé le matras de bouillon en déposant au fond une parcelle de la culture sur gélose, on voit cette parcelle entourée d'un piqueté formé de fins flocons, disséminés dans une aire sphérique autour de la parcelle d'inoculation. Puis, la pullulation se fait rapidement et avant la fin du premier jour, tout le ballon est troublé.

Culture sur pomme. — On obtient, après quatre jours à l'étuve, une bande d'un blanc grisâtre, qui ne s'étend guère dans la suite et dont la coloration ressemble assez à celle des cultures sur gélose.

XII

Micrococcus albicans amplus (Bumm).

Cette espèce a été signalée par Bumm dans le mucus vaginal. Mais j'ai trouvé dans un cas d'urétrite simple, un microcoque qui doit être rapporté à cette espèce. Aussi la décrirai-je ici avec quelques détails.

Morphologie. — Ce sont de gros diplocoques assez semblables comme forme, aux gonocoques, mais sensiblement plus gros. Bumm leur donne comme dimensions 3 μ à 3 μ 5. On en trouve beaucoup de cette taille après plusieurs jours de culture. Mais sur les cultures très jeunes les dimensions sont sensiblement moindres.

Cette espèce est mobile ; de plus, les deux éléments d'un même diplocoque jouissent, l'un par rapport à l'autre d'une certaine mobilité, se traduisant par la possibilité d'un écartement de un à deux millimètres.

Les colonies sur plaques forment de petites masses d'un

blanc grisâtre, visibles dès le troisième jour, à centre surélevé et qui ne s'accroissent plus guère dans la suite.

Culture sur gélatine. — On obtient au bout de trois jours une bande grisâtre de trois à quatre millimètres de largeur, un peu visqueuse, qui s'étend peu dans la suite. D'ailleurs, après un certain nombre de générations, les cultures successives sur gélatine, ne se font plus.

La figure 1 de la planche IV représente une culture obtenue en inoculant un tube de gélatine par piqûre. On voit que dans le trajet de la piqûre, il se forme de petites granulations blanches qui n'augmentent pas après une semaine.

Culture sur gélose. — La culture sur gélose se fait rapidement à l'étuve. Après quarante-huit heures, on trouve une bande d'un blanc grisâtre, laiteuse, molle, s'étendant en surface dans les jours suivants.

Au bout d'une semaine, la culture présente une apparence un peu hétérogène. On voit qu'en certains endroits, la culture possède une plus grande épaisseur, grâce à la présence de gouttes crémeuses qui tranchent sur le reste de la culture. En vieillissant, la culture devient gluante et peut s'étirer en filaments de un à deux centimètres.

Culture sur pomme de terre. — Après quinze heures à l'étuve, on observe déjà une bande de deux millimètres d'épaisseur, peu surélevée, difficile à distinguer par sa coloration, de la tranche de pomme de terre.

Peu à peu, la coloration blanche s'accentue. Après une douzaine de jours, la culture peut présenter une largeur de un à deux centimètres. Sa consistance est pâteuse.

Culture dans le bouillon. — Le bouillon est troublé après un séjour de douze heures à l'étuve. Dès la fin du premier jour, un dépôt d'un millimètre d'épaisseur s'est formé au fond du matras. Ce dépôt augmente encore d'épaisseur les jours suivants. Le bouillon ne devient guère clair qu'après six semaines de culture.

Cette espèce est absolument inoffensive.

XIII

Bacille n° 1.

J'ai rencontré plusieurs fois, dans le pus d'urétrites chroniques, un bacille qui se rapproche, par ses caractères de culture, d'une espèce rencontrée par Kurth (1) dans l'intestin et l'appendice vermiculaire de poulets morts d'une affection contagieuse peu connue. Cette espèce est décrite sous le nom de *Bacillus Zopfii.*

Je dois dire tout d'abord que la dénomination de *Bacillus Zopfii* s'applique certainement à plusieurs espèces différentes, voisines de celles qui ont été réunies par Hauser sous le nom de *Proteus*; parmi ces espèces, que leur mode de développement rapproche beaucoup du *Bacillus Zopfii* se trouvent déjà une espèce isolée par Vignal (2) dans le tartre dentaire, désignée dans son mémoire sous le nom de *Bacille c*, et une autre trouvée par M. Macé (3) dans le sang de canards morts d'une affection épidémique non décrite. L'espèce que j'ai rencontrée dans l'urètre n'est probablement qu'une variété des précédentes.

Morphologie. — Ce sont des bâtonnets de 2 μ à 5 μ de longueur sur 1 μ à 1 μ 2 de largeur, immobiles, pouvant, comme le *Bacillus Zopfii,* croître en longs filaments droits, ondulés qui se segmentent et se montrent formés de bâtonnets nouveaux.

Après plusieurs jours de culture les bâtonnets font place à des éléments sphériques que toutes leurs propriétés doivent faire considérer comme des spores. Ces spores commencent

(1) Kurth. *Botanische Zeitung*, 1883.
(2) Vignal. Recherches sur les microorganismes de la bouche. (*Archives de physiologie*, 1887).
(3) Macé. *Traité pratique de Bactériologie*, page 507.

à être visibles dès le troisième jour sur les cultures maintenues à l'étuve.

Ces bacilles restent colorés par la méthode de Gram et se décolorent par le procédé d'Ehrlich.

Culture sur plaques. — Ces cultures sont plus lentes à se développer que celles du *Bacillus Zopfii*. Après cinq jours à la température de la chambre, on voit sur les plaques une petite colonie grisâtre qui, examinée à un faible grossissement, se montre formée de boudins arrondis et enlacés, bien visibles sur la photographie n° 2 de la planche VII.

Vers la fin du cinquième jour, on aperçoit, tout autour de la masse primitive, de fins filaments et dès le septième jour, une légère auréole de fluidification se remarque entre la partie centrale et la couronne filamenteuse.

Culture en tube de gélatine. — Le développement du Bacille n° 1 inoculé par piqûre profonde sur gélatine donne naissance à une culture qui rappelle encore celle du *Bacillus Zopfii* mais qui s'en distingue cependant sous certains rapports. Les cultures ne sont guère visibles qu'après le troisième jour ; on aperçoit alors, perpendiculairement à la piqûre d'inoculation une série de filaments très minces, assez courts qui ne se produisent pas dans la partie inférieure de la piqûre, contrairement à ce qui se passe pour le *Bacillus Zopfii*. A la surface, se forme une colonie blanchâtre, qui ramollit la gélatine vers le dixième jour et qui forme après trois semaines de culture une cupule d'un centimètre de profondeur, où nagent, au milieu d'un liquide trouble, les débris de la colonie superficielle primitive.

La liquéfaction complète du tube n'est achevée qu'après deux mois. Ce liquide redevient alors complètement clair.

Culture sur gélose. — Mises à l'étuve, les cultures se développent très rapidement et atteignent les parois du tube dès le troisième jour.

Les cultures sur gélose ne m'ont jamais présenté les formes qu'on observe parfois sur les cultures du *Bacillus Zopfii* : une mince culture au niveau de la strie et tout autour de fins filaments ondulés couvrant toute la surface du tube.

Le *Bacille n° 1* se développe sur gélose en donnant, au bout de douze heures, une bande grisâtre de près d'un demi-centimètre de largeur dont les bords ne sont pas nettement délimités; si on regarde la colonie par sa face postérieure, on aperçoit nettement de très courts filaments, longs d'à peine un demi-millimètre, qui forment une bordure transparente.

Les cultures après une semaine deviennent très adhérentes à la gélose.

Culture dans le bouillon. — A l'étuve, le bouillon est troublé avant la fin du premier jour. Vers le milieu du deuxième jour, on observe la production d'un voile adhérent aux parois du matras, mais dont la partie centrale se détache à la moindre secousse et tombe dans le liquide en lambeaux blanchâtres. Rarement on obtient la production d'un second voile quand le premier est tombé au fond du matras. Comme pour le *Bacillus Zopfii*, les bâtonnets qu'on trouve dans le bouillon sont plus longs que sur les milieux solides.

Culture sur pomme de terre. — Après un séjour de douze heures à l'étuve, on aperçoit le long de la strie d'inoculation une bande grisâtre qui augmente avec rapidité et couvre la surface de la tranche au bout de trois jours.

Les bords de la culture, examinés à un faible grossissement, sont très finement dentelés.

Cette espèce, rare dans le pus urétral, est inoffensive.

XIV

Bacille n° 2.

Morphologie. — Ce bacille, assez rare dans le pus urétral, mesure 4 à 6 μ de long sur 1 μ de large. Sa mobilité est assez faible ; il possède un léger mouvement d'oscillation qui s'arrête instantanément dans la liqueur de Rippart.

Au bout d'un mois, les cultures sur gélatine présentent des spores. Ces spores ovoïdes, uniques pour un bâtonnet, se forment habituellement vers une de ses extrémités et possèdent une largeur un peu supérieure à la sienne. Ces spores ont 1 μ 5 à 1 μ 8 de long sur 1 μ 1 de largeur. Elles sont animées de mouvements browniens. Sur les très vieilles cultures on ne trouve plus que des spores.

Les spores se décolorent par la méthode d'Ehrlich. Les bâtonnets se décolorent à peu près complètement par le procédé de Gram.

Le développement de ce bacille étant très lent, sur la gélatine, je n'ai pu en obtenir de cultures sur plaques.

CULTURE EN TUBE DE GÉLATINE. — Ce bacille se développe très lentement sur la gélatine. Après un mois, on obtient une colonie circulaire d'un centimètre de diamètre, transparente, à bords nets, réguliers, non découpés. Cette colonie ne possède pas de centre surélevé ; l'épaisseur en est à peu près égale partout. La consistance est pâteuse. Les cultures successives donnent de minces bandes transparentes, ressemblant à une très légère couche de vernis déposée à la surface du milieu.

CULTURE SUR GÉLOSE. — La culture est visible après quinze heures à l'étuve, sous forme d'une mince bande transparente, à bords nets, à centre un peu surélevé. Au bout de trois ou quatre jours, on obtient de luxuriantes cultures, blanches, assez épaisses, qui atteignent presque les bords du tube. Tandis que tout le centre de la culture est d'un blanc laiteux, les contours restent transparents. La coloration de la gélose est peu modifiée au-dessous de la culture.

CULTURE SUR POMME DE TERRE. — A l'étuve, la culture est visible au bout de deux jours, sous forme de petites granulations blanches qui confluent et donnent des bandes d'un demi-centimètre de largeur, à bords déchiquetés, et dont la structure mamelonnée est toujours visible. Après une semaine, le centre de la bande prend une teinte grise qui s'accentue peu à peu, puis, toute la culture finit par devenir brune. Au bout d'un mois, toute la culture forme une mince masse noirâtre, assez pâteuse, au milieu de laquelle on peut apercevoir quelques rares granulations restées blanches (pl. IV, fig. 9).

Ce bacille est absolument privé de toute propriété pathogène.

XV

Bacille nº 3.

Morphologie. — Ce bacille, assez court, mesure un peu moins de 2 μ de long sur 0 μ 4 de large. Il est droit et régulier. Le plus souvent, plusieurs individus sont réunis bout à bout, ou à angle plus ou moins obtus.

Ce bacille est peu mobile. Il reste coloré par la méthode de Gram.

C'est peut-être cette espèce qu'ont cultivée Lustgarten et Mannaberg et dont ils donnent une description assez précise dans leur mémoire sur les Bactéries de l'urètre normal.

J'ai trouvé cette espèce dans plusieurs urétrites chroniques et dans une urétrite simple.

Culture sur plaques. — Au bout de deux jours, à la température ordinaire, on aperçoit un entonnoir de un à deux millimètres de diamètre, dont le liquide est très clair et au fond duquel se trouve un dépôt granuleux, grisâtre, à bords très nettement découpés, n'ayant aucun flocon à sa périphérie et présentant des formes variables ; tantôt il est allongé et tantôt losangique. La figure 1 de la planche VIII, représente une de ces cultures après trois jours. C'est au bout de ce temps que la colonie acquiert son plus grand développement.

Plus tard, le dépôt tend à se dissocier; il se désagrège peu à peu et occupe alors une surface un peu plus considérable qu'auparavant.

Arrivées à ce stade, les cultures peuvent rester assez longtemps stationnaires.

Je n'ai pas réussi à obtenir des cultures successives de ce bacille. Seules, les cultures sur gélose présentent, après vingt-quatre heures à l'étuve, une mince bande grise, presque transparente qui augmente un peu les jours suivants.

N'ayant pu obtenir de cultures successives de ce bacille, il m'a été impossible d'étudier ses propriétés.

XVI

Spirillum roseum.

Lustgarten et Mannaberg dans leur mémoire sur les Bactéries de l'urètre normal, signalent la présence d'une forme nettement arquée, qu'ils n'ont pu cultiver.

Dans les cultures de pus urétral, pris dans les suintements chroniques, que j'ai eu l'occasion de faire pendant près de deux ans, j'ai observé, à deux reprises différentes, deux colonies rouges qui se sont montrées formées de courts spirilles. M. Macé a déjà donné une description de cette espèce dans son traité pratique (p. 636).

Morphologie. — Sur les milieux solides, ces spirilles ont en moyenne 2 μ de long sur 0 μ 6 de large. Ils sont nettement courbés en arc; leurs extrémités sont arrondies et ils sont ordinairement isolés.

Dans le bouillon, les formes qu'on observe peuvent atteindre 4 μ 5 de long sur 0 μ 8 de large; elles ont la forme d'un S très allongé.

Dans les cultures sur gélose et sur gélatine, vieilles de trois mois, on ne trouve plus que très peu d'éléments courbes ; mais, par contre, on voit beaucoup de spores. Par la méthode de Gram, ces spores seules se colorent ; en traitant ensuite par l'éosine, on arrive à donner une légère teinte rose au reste de l'élément.

Spores et spirilles se décolorent également par la méthode d'Ehrlich.

Culture en tube de gélatine. — La gélatine n'est pas liquéfiée : il s'y forme, au bout d'un mois, une culture assez épaisse, d'un rouge violet (pl. IV, fig. 6), dont la surface est luisante et les bords bien nets.

Après quelques générations, le développement sur la gélatine ne se fait plus.

Culture sur gélose. — La culture sur gélose est plus épaisse que sur gélatine. Elle est teintée en rouge plus vif ; la surface est luisante et les bords bien nets. Elle ressemble à de grosses gouttes de cire tombées sur la gelée.

Culture dans le bouillon. — Après une semaine on obtient un voile rose, foncé, mince, à surface luisante, comme verruqueuse. Les bords plus foncés que le reste, sont très adhérents au vase. Le liquide reste clair. Après un à deux mois, si on n'a pas remué le matras, le voile se brise en grands lambeaux qui tombent au fond et gardent très longtemps leur coloration rosée.

Culture sur pomme de terre. — Le *spirillum roseum* donne, sur des tranches de pomme de terre, des bandes à surface chagrinée, d'un rouge un peu violet, qui couvrent toute la tranche au bout de trois semaines à l'étuve. La culture est peu épaisse ; sa consistance est pâteuse (pl. IV, fig. 10).

La matière colorante des cultures est très soluble dans l'alcool ; elle donne une liqueur d'un rouge un peu jaunâtre, teinte dite de pelure d'oignon.

J'ai injecté cette espèce sous la peau des souris, sans résultat.

TROISIÈME PARTIE

I

Pathogénie de la blennorragie. Recherche du Micrococcus gonorrheæ dans les suintements chroniques.

Le *Micrococcus gonorrheæ* se trouve dans tous les écoulements caractérisés par une incubation, une période d'état et une période de déclin ; il peut être isolé en cultures pures, et ces cultures, mises en contact avec la muqueuse urétrale, reproduisent l'inflammation primitive. Le gonocoque est donc l'agent de la blennorragie infectieuse au même titre que la bactéridie est l'agent du charbon.

Pour Bockhart, voici quelle serait la pathogénie ; les gonocoques entrant dans la fosse naviculaire, descendent entre les cellules épithéliales jusque dans les voies lymphatiques de la muqueuse ; c'est là seulement que commencerait leur prolifération. Tout d'abord cette hypothèse ne permettrait guère de comprendre le succès des injections absortives ; de plus, elle est en désaccord avec ce que nous apprend l'examen des premières gouttes de l'écoulement, qui renferment de nombreuses cellules épithéliales, sur lesquelles on aperçoit de grands groupes de gonocoques. Les parasites pullulent d'abord sur l'épéthélium, avant de pénétrer dans la profondeur de la muqueuse.

Peut-être même, faut-il voir dans cette prolifération primitivement superficielle du gonocoque, la cause de l'incubation de la blennorragie. On a vu que le siège favori du gonocoque était le protoplasma des globules de pus. Ce microbe se développe mal dans le liquide intercellulaire où il ne forme que de petits amas. Sa pullulation sur les cellules épithéliales est naturellement plus lente que dans le protoplasma des leucocytes. La suppuration véritable ne commence donc qu'après l'arrivée du parasite dans les lymphatiques de la muqueuse, par suite de la desquamation des cellules épithéliales sous l'influence des gonocoques développés à leur surface, et grâce à la pénétration des microbes entre les cellules elles-mêmes modifiées, puis débordées par une telle affluence de parasites et mises ainsi dans l'impossibilité de remplir efficacement leur rôle de barrière protectrice pour le chorion sous-jacent.

Diday, à la suite d'un fait clinique, l'insuccès d'une injection abortive après un coït infectant datant seulement de vingt-six heures, dit que si le parasiticide détruit les microphytes, il est impuissant contre les spores. Il semble ainsi admettre que pendant l'incubation de la blennorragie, les parasites se trouvent sous une forme spéciale possédant une résistance plus grande aux antiseptiques.

Or, aucun observateur n'a décrit les spores du gonocoque. De plus, on ne voit pas pourquoi ce parasite, passant d'une muqueuse vaginale malade sur une muqueuse urétrale saine, commencerait par y former des pores. La sporulation indique en général la fin du cycle vital d'une bactérie, et non pas le commencement de son évolution.

Le laps de temps qui s'écoule entre le coït infectant et l'écoulement, c'est-à-dire l'incubation de la blennorragie, correspond, non pas à la germination du microbe, mais à sa pullulation et à sa pénétration dans les lymphatiques de la muqueuse urétrale.

Or, le point d'inoculation étant naturellement le méat, si l'on songe qu'à ce niveau l'épithélium atteint près de 100 μ d'épaisseur, il n'y a rien d'étonnant à ce qu'il se passe soixante ou quatre-vingts heures entre l'arrivée du parasite sur les couches superficielles de l'épithélium et la suppuration.

L'inflammation une fois produite s'étend de proche en proche et pendant la durée de la période aiguë, le blennorragien sent très bien qu'un maximum de douleur existe en un point de plus en plus rapproché de la vessie.

Deux voies s'offrent au microbe pour se propager vers les parties les plus reculées de l'urètre, la voie épithéliale et la voie lymphatique. Il ne m'a pas été donné de pratiquer des coupes d'un urètre affecté de blennorragie aiguë. Mais on est en droit de supposer que la voie lymphatique est largement mise à contribution, si l'on se reporte aux figures de Rindfleisch et de Cornil qui ont trait à l'ophtalmie purulente et à la blennorragie aiguë et qui montrent des gonocoques jusque dans les couches profondes du chorion.

L'inflammation prolongée de la muqueuse y produit au bout d'un certain temps des modifications de texture considérables, étudiées par les différents auteurs qui se sont occupés spécialement de l'anatomie pathologique des urétrites chroniques et du rétrécissement blennorragique. Soit grâce à ces modifications, soit grâce à l'épuisement du terrain, les gonocoques abandonnent bientôt la profondeur de la muqueuse et l'inflammation se localise à la surface du canal pour constituer l'urétrite chronique.

Cette localisation se traduit dans le pus blennorragique par la présence d'une grande quantité de cellules épithéliales desquamées et la disparition de plus en plus complète dans les globules du pus, du *Micrococcus gonorrheæ* qui tend à se cantonner sur les éléments épithéliaux. C'est du moins ce que l'on remarque en examinant le pus des urétrites chroniques non traitées.

Il existe cependant des écoulements qui, traités sérieusement, finissent par désespérer le praticien par leur ténacité. Le pus dans ces cas est intéressant à étudier et peut donner lieu à quelques considérations relatives à la pathogénie de ces urétrites chroniques. J'ai eu l'occasion d'en examiner un certain nombre, et j'en dois plusieurs à l'obligeance de M. le professeur agrégé Vautrin. Dans la plupart des cas le *Micrococcus gonorrheæ* n'existe plus, ou ne se trouve qu'en infime minorité par rapport aux autres bactéries de l'urètre. Chez certains individus traités par les instillations, le suintement rebelle qui subsiste, renferme parfois, au milieu des débris épithéliaux une incroyable quantité de microbes de toutes dimensions. Il est facile de les isoler sur plaques et de voir ainsi qu'on a affaire aux espèces qui vivent normalement sur la muqueuse urétrale, et qui, grâce peut-être aux altérations des éléments anatomiques dues aux instillations, ont pullulé d'une façon insolite. En présence de ces faits, il est permis de se demander si le *Micrococcus gonorrheæ* n'a pas, dans ces suintements chroniques un rôle tout à fait accessoire et si on ne doit pas au contraire incriminer les bactéries saprophytes de l'urètre, dont le développement considérable a sûrement une action sur la desquamation et la molécularisation de l'épithélium.

Quoiqu'il en soit, il est du plus grand intérêt de savoir, si dans un suintement chronique donné, il existe encore des gonocoques.

La question est en général très difficile à résoudre.

Les diverses bactéries de l'urètre qui se trouvent en si grande quantité dans le suintement des blennorragies traitées par les instillations, présentent de grandes ressemblances morphologiques avec le *Micrococcus gonorrheæ*. Quatre ou cinq ont des dimensions à peu près identiques et se trouvent de même disposées en diplocoques.

Le *Micrococcus gonorrheæ* ne possède guère que la réaction différentielle indiquée par Roux : cette réaction n'est pas ici d'un grand secours, car, si on traite les préparations par la solution de Gram et l'alcool, les gonocoques qui peuvent exister en petite quantité au milieu des autres bactéries, ayant disparu, il devient impossible, après cette manipulation, de dire s'il en existait sur les préparations.

Cependant, en modifiant un peu le manuel opératoire, on

peut, dans certains cas, constater la présence du *Micrococcus gonorrheæ* au milieu des bactéries accessoires de l'urètre.

Si l'on traite par l'alcool ordinaire les lamelles, laissées en contact avec la solution iodo-iodurée, on constate que les éléments du pus blennorragique se décolorent dans l'ordre suivant :

Protoplasma des globules de pus.
Protoplasma des cellules épithéliales.
Noyaux des globules de pus.
Noyaux des cellules épithéliales.
Gonocoques.
Bactéries accessoires de l'urètre.

En ne laissant couler qu'une goutte d'alcool sur la lamelle, on arrive à ne décolorer que le fond de la préparation en laissant colorées toutes les bactéries. On porte alors la lamelle sous le microscope ; on examine un point de la préparation contenant des bactéries ; on le dessine au besoin ; puis, on fait peu à peu passer de l'alcool entre la lame et la lamelle, s'il y a des gonocoques à l'endroit examiné, on les voit disparaître.

Cette recherche est relativement facile quand on peut avoir comme point de repère une cellule épithéliale ou un globule de pus. Mais, lorsqu'on examine à ce point de vue des suintements chroniques qui ne contiennent guère que des granulations protoplasmiques provenant de cellules épithéliales désagrégées, au milieu desquelles se trouvent disposés sans ordre une foule de diplocoques, il est souvent impossible d'affirmer qu'il ne s'y trouve quelque gonocoque dont la décoloration puisse passer inaperçue.

Une réaction différentielle certaine ne serait possible qu'avec un procédé permettant de donner aux gonocoques une teinte spéciale, après avoir coloré les autres microbes du pus urétral par la méthode de Gram. Aucune réaction réunissant ces conditions n'a encore été proposée.

On le voit, la recherche du *Micrococcus gonorrheæ* dans les suintements chroniques suspects est très ardue. Dans certains cas, on arrivera cependant à se renseigner en faisant uriner le malade, à son réveil, dans un tube stérilisé et en examinant le dépôt qui se forme au bout de plusieurs heures. L'urine balayant le canal, peut favoriser l'expulsion de quelques globules de pus qu'on retrouve dans le dépôt et où il est possible parfois de déceler des gonocoques.

II

Sur la pathogénie des affections parablennorragiques.

Quand Neisser (1) attira l'attention sur le *Micrococcus gonorrheæ*, il le signala dans les sécrétions urétrales et oculaires de nature blennorragique.

Bokaï (2), Haab (3), Hirschberg et Krause (4), Leistikow (5), et Bockhart confirmèrent ses résultats ; les inoculations positives de Bokaï, de Bockhart et de Constantin Paul, firent admettre la spécificité du microbe de Neisser, et il devint tout naturel de lui imputer les manifestations parablennorragiques. Comme, au cours d'une blennorragie, on peut observer des accidents dans les organes les plus divers, certains auteurs, entre autres Jullien et R. Mesnet tendirent à faire de la blennorragie une infection générale. C'est ainsi que le gonocoque fut rendu responsable, sans autre forme de procès, des infections purulentes survenues à la suite des prostatites aiguës observées par Guyon et Pitman, des pyélonéphrites mortelles,

(1) Neisser. *Centralbl. f. d. med. Wissen.*, 1879 n° 28.
(2) Bokaï. *Allgem. med. Centralzeitung*, 1880 n° 74.
(3) Haab. *Correspond. f. Schweizer artze*, 1881.
(4) Hirschberg et Krause. *Centralbl. f. prakt. Augenheilk.* 1881 p. 39.
(5) Leistikow. *Charité Annalen.* VII *Iahrgang*, p 750.

décrites par Lallemand, Murchison, Delafield, des péritonites et phlegmons sous-péritonéaux cités par Velpeau et Faucon, des accidents cardiaques consécutifs aux rhumatismes blennorragiques, étudiés par Brandes, Milton, Lorain, Velden, des complications médullaires sur lesquelles Parmentier et Hayem (1) ont récemment attiré l'attention, et même des pyohémies mortelles survenues dans le cours d'une blennorragie, sans complications visibles (2). Balzer (3) vit une relation entre l'érythème d'un malade et la blennorragie et dont il était porteur. Curtis (4) décrivit une parotidite blennorragique, enfin, Bories (5) rapporta un œdème de la glotte à l'infection blennorragique. Il ne suffisait pas d'accuser le *Micrococcus gonorrheæ* de tous ces méfaits ; il fallait des pièces à convictions. Les chercheurs dirigèrent alors leurs investigations dans ce sens, et il n'est guère de complication de la blennorragie où le microbe n'ait été signalé.

Bockhart, inoculant une quatrième culture dans l'urètre d'un paralytique général, voit le patient succomber d'une cystopyélonéphrite ascendante et signale le *Micrococcus gonorrheæ* dans les abcès du rein trouvés à l'autopsie. Aufrecht (6) cite le cas d'un enfant mort en présentant une suppuration de la veine ombilicale et du foie. Il trouve les cellules hépatiques et le tissu interlobulaire couverts de gonocoques et pense qu'ils venaient probablement de la vaginite de la mère. Vélander rencontre le *Micrococcus gonorrheæ* dans un abcès périurétral, Wolf dans une adénite suppurée d'origine blennorragique, Arning, Martineau et Goguel (7) dans les glandes de Bar-

(1) PARMENTIER et HAYEM. Manifestations spinales de la blennorragie, *Revue de médecine*, 10 juin 1888.

(2) ABNER POST. *Boston med. and. surg. Journ*, 5 mai 1887.

(3) BALZER. Erythème infectieux dans le cours d'une blennorragie, *Gazette médicale de Paris*, 28 juin 1884.

(4) CURTIS. Parotidite blennoragique, *New-York med. Journ.* 26 mars 1887.

(5) BORIES. *Association française,* Congrès de Toulouse, 1887.

(6) AUFRECHT. *Centralbl. f. d. med. Wiss.*, n° 16, 1883.

(7) MARTINEAU. *Leçons cliniques sur la blennorragie chez la femme.* 1885, p. 16.

tholin, Sänger dans les annexes de l'utérus, Jullien et Horteloup dans la sérosité de la vaginalite. Pétrone (1), Kammerer (2) et Bousquet dans les liquides articulaires, Pétrone le trouve en outre dans le sang de deux malades et Jullien dit le rencontrer presque constamment dans le sang de ses blennorragiens. Martin (3) (de Vevey) trouve le gonocoque dans les infarctus. Martel (4) lui attribue les phlébites qui surviennent au cours de rhumatismes blennorragiques ; enfin Sahli (5) signale la présence du microbe de Neisser dans une métastase cutanée d'origine blennorragique.

Sans chercher comment parviendrait le *Micrococcus gonorrheæ* dans tous les organes et dans tous les tissus où il a été signalé, on peut remarquer qu'il est assez anormal de voir le même microbe partir de l'urètre pour jouer un rôle si actif dans des affections si diverses qui, lorsqu'elles se produisent en dehors de toute blennorragie, reconnaissent comme agents les microbes ordinaires de la suppuration. S'il en était ainsi, le gonocoque pourrait être qualifié de « microbe à tout faire » avec plus de raison encore que le streptocoque de Rosenbach.

Tout d'abord, les expériences directes ne militent pas en faveur de la théorie qui considère le *Micrococcus gonorrheæ* comme l'agent d'une infection générale produisant indifféremment un abcès ou une synovite. L'injection sous-cutanée de pus blennorragique frais est inoffensive, ainsi que je l'ai déjà dit.

Ensuite, quelle créance faut-il accorder aux assertions des auteurs précités ? Les microbes rencontrés par eux étaient-ils réellement des gonocoques ?

L'examen bactériologique du sang frais est délicat. Il est

(1) Pétrone. *Rivista clinica*, février 1883. — *Centralbl. f. chir*, 1883.
(2) Kammerer. *Centralbl. f. chir.*, 1884, p. 49, n° 4.
(3) Martin. *Revue de Hayem*, 1885.
(4) Martel. *Thèse de Paris*, 1887.
(5) Sahli. *Correspond. Blatt. f. schweizer aerzte*, n° 14, p. 496, 15 août 1887.

facile d'y voir des bâtonnets ou des chaînettes de microcoques qui se distinguent facilement par leur réfringence spéciale; mais, si les gonocoques peuvent se trouver dans le sang, ils doivent être bien difficiles à distinguer. On ne les voit qu'avec peine dans le pus blennorragique où ils existent cependant en notable quantité ; dans le sang frais, on risquera fort de prendre pour des microcoques mobiles des granulations élémentaires animées parfois de mouvements browniens.

Quant aux déterminations faites d'après des préparations colorées, obtenues avec du pus du sang ou de la sérosité, on doit les suspecter, chaque fois que l'auteur n'a pas tenté de contrôler le résultat de ses examens au moyen de la méthode de Gram qui décolore les gonocoques et cette réaction n'a été indiquée en France par G. Roux qu'en novembre 1886. Toutes les observations antérieures à cette époque, signalant le *Micrococcus gonorrheæ* dans des manifestations extra urétrales, ont donc bien des chances pour être entachées d'erreur ;

Or, la plupart des auteurs précités n'ont vu, dans leurs examens de liquides pathologiques où ils signalent le gonocoque, que des microcoques dont ils n'indiquent aucun caractère distinctif.

Il faut à défaut des cultures pour affirmer avec certitude la présence du gonocoque, constater :

1° Sa forme en diplocoques ;

2° Sa disposition en amas assez considérables dans le protoplsama même des leucocytes ;

3° Sa décoloration par la méthode de Gram.

Aucun de ces caractères pris séparément ne peut suffire.

La forme de diplocoque appartient en effet à presque tous les microbes qui vivent en saprophytes sur la muqueuse de l'urètre et on ne peut songer à distinguer une espèce d'après ses dimensions, surtout sur des préparations colorées, quand plusieurs espèces morphologiquement semblables ne diffèrent que par quelques dixièmes de μ.

La disposition du *Micrococcus gonorrheæ* dans le protoplasma des globules de pus, n'est pas spéciale à cette espèce; le *Micrococcus pyogenes aureus* et le *Micrococcus cereus albus* peuvent se trouver dans les leucocytes, en assez faible quantité toutefois. Ces derniers sont ronds et les éléments du *Micrococcus gonorrheæ,* disposés généralement par couples, sont aplatis sur leur face concave, ainsi qu'on peut le voir sur les microphotographies contenues dans les planches II et II *bis*. Aussi, un bon caractère, pour la diagnose des gonocoques, est l'existence de diplocoques au nombre de dix et plus dans l'intérieur d'un globule de pus.

Reste, pour acquérir une certitude complète, la réaction de Roux, spéciale au gonocoque et qu'on pourra, dans certains cas, appliquer en lui faisant subir la légère modification que j'ai indiquée en parlant de la recherche du gonocoque dans les suintements chroniques (page 69).

En examinant selon ces principes les produits pathologiques des manifestations parablennorragiques, les résultats obtenus sont tout autres que ceux que je viens de critiquer.

Tout d'abord, il faut dire que plusieurs auteurs, après Pétrone et Kammerer, n'ont obtenu, en semblable occurrence, que des résultats négatifs. Ehrlich (1) et Vogt (2) (de Greifswald) n'ont pas pu confirmer les résultats des premiers. Kraske échoua également. Aubert (3) n'a pas trouvé de gonocoques dans le liquide d'une ponction faite dans un cas d'arthrite blennorragique. J'ai plusieurs fois examiné le sang de blennorragiens en pleine période aiguë, sans y trouver de bactéries.

J'ai eu peu souvent l'occasion d'examiner les sécrétions morbides provenant des complications de la blennorragie; mais les résultats que j'ai obtenus sont assez intéressants pour être cités.

(1) EHRLICH. *Zeitschrift f. med. Klin.*, t. III.
(2) VOGT. *In Rev. chir.*, 1885.
(3) AUBERT. *Lyon médical*, p. 493, 7 août 1887.

Le pus d'un abcès périurétral consécutif à un rétrécissement blennorragique, pus recueilli à l'ouverture de l'abcès, ne contenait pas de gonocoques, mais bien le *Micrococcus pyogenes aureus* et le *Diplococcus subflavus*. Le premier se trouvait, dans ce cas, en assez grande quantité et souvent par diplocoques dans les globules de pus ; sans la réaction de Roux et les cultures, il est fort probable que j'eus pu le prendre pour le microbe de Neisser.

Dans le pus d'une bartholinite suppurée, compliquant une vaginite aiguë, j'ai trouvé une association microbienne plus complexe : à côté du *Micrococcus pyogenes aureus* et du *Micrococcus pyogenes albus* existaient le *Micrococcus lacteus faviformis* fréquent dans le mucus vaginal et le *Diplococcus subflavus*. Dans ce cas encore il y avait absence complète de gonocoques.

Je faisais ces recherches au début de l'année 1888, quand j'eus connaissance d'un travail de Max Bockhart (1) dont les résultats confirment ceux que j'indique. Il donne deux observations, l'une de bubon suppuré, l'autre d'abcès périurétral, compliquant des blennorragies, dans lesquels le pus ne contenait que les microcoques pyogènes ordinaires.

Quant aux accidents rhumatismaux le rôle pathogénique du *Micrococcus gonorrheæ* n'y est rien moins que démontré. Peut-être, comme dans les accidents suppuratifs, faut-il voir, dans la production du rhumatisme blennorragique, la manifestation d'une infection secondaire dont l'agent serait probablement le même que celui du rhumatisme articulaire aigu.

Divers auteurs ont déjà signalé des microbes spéciaux dans le sang de malades atteints de rhumatisme articulaire aigu. Dès le mois de juillet 1887, des cultures que je fis, sur la demande de M. le professeur Bernheim, avec le sang de deux individus qui entrèrent dans son service, et chez l'un desquels une température de 40° précéda de deux jours toute localisa-

(1) Max Bockhart. *Monatsheft f. prakt. dermat.*, n° 19, 1887.

tion articulaire, donnèrent naissance, dans un cas, à des colonies pures de *Micrococcus pyogenes aureus* et dans l'autre, à un mélange de *Micrococcus pyogenes aureus* et de *Micrococcus pyogenes albus*. Depuis j'ai eu l'occasion de vérifier plusieurs fois ces résultats. De plus, dans un cas de rhumatisme survenu à la suite d'une scarlatine, chez un militaire, j'ai retrouvé dans les cultures, faites avec le sang, ce même mélange de microcoques pyogènes.

Ces quelques résultats ne peuvent guère permettre de formuler des conclusions générales sur l'étiologie des accidents rhumatismaux. Ils sont toutefois de nature à faire naître l'hypothèse que ces accidents primitifs ou secondaires peuvent être sous la dépendance de quelques-unes des bactéries pyogènes ordinaires.

III

Le Micrococcus gonorrheæ et la théorie de la Phagocytose.

Je ne développerai pas ici la théorie de la phagocytose dont les principes ont été exposés par son auteur lui-même dans les *Annales de l'Institut Pasteur* et les *Archives de Virchow*. Le sort des bactéries pathogènes dans l'organisme, a été, depuis les travaux de Metschnikoff, l'objet de nombreuses publications dont les principales ont été analysées et commentées dans une revue critique du Dr Catrin, parue dans les *Archives générales de médecine* (avril 1888).

J'ai cru intéressant d'examiner au point de vue de la phagocytose, la nature des rapports intimes du *Micrococcus gonorrheæ* avec les éléments anatomiques du pus.

L'un des caractères les plus saillants de ce microbe, signalé

t.

par la majorité des auteurs qui s'en sont occupés, est de se trouver au sein même des globules de pus. Ce n'est pas une particularité exclusive à cette espèce ; elle lui est commune avec les divers microcoques pyogènes. Mais aucun de ces derniers ne se trouve, dans les globules de pus, en aussi grande quantité que le *Micrococcus gonorrheæ*. Il n'est pas rare en effet, en examinant du pus pris pendant la période aiguë, de trouver le microbe de Neisser au nombre d'une centaine d'individus dans le même globule de pus.

Cette grande quantité de microbes au sein d'un même élément anatomique, ne peut guère permettre de le considérer comme un macrophage. L'interprétation ne serait pas en rapport avec le développement de cette espèce et la durée de l'affection qu'elle provoque. Si on supposait les leucocytes capables d'absorber chacun une centaine de parasites, il est bien certain que le développement du microbe serait entravé à bref délai.

Si le *Micrococcus gonorrheæ* n'est pas la proie des éléments cellulaires, certaines raisons font supposer que ces éléments sont au contraire de véritables champs de culture pour cette espèce.

D'abord, le gonocoque ne se développe pas dans le liquide intercellulaire, du moins pendant la période aiguë. Les quelques diplocoques que l'on trouve libres dans le liquide, sont la plupart du temps accolés aux globules de pus ; les autres sont dans leur intérieur, le liquide intercellulaire semble donc ne pas être un milieu favorable à la prolifération du *Micrococcus gonorrheæ*, si difficile d'ailleurs à cultiver sur les divers milieux employés.

Un seul auteur, M. Orcel, dans un travail publié dans le *Lyon médical* (4 sept. 1887) semble émettre un avis contraire : « Nos observations, dit-il, *tendent* à faire croire que le gonococcus et le globule de pus doivent prendre naissance séparément. Le gonococcus, siégeant dans les espaces intercellulaires, *doit* s'y développer, proliférer, augmenter de nombre et ne rejoindre le globule de pus formé à la surface de la muqueuse que plus tard, pour s'y incorporer... Chez l'un de nos malades nous avons même au bout de vingt minutes saisi pour ainsi dire sur le fait ce phénomène d'envahissement du globule de pus par le microbe. En effet, sur l'*une* de nos préparations, on voit un groupe de gonococci accolé à un globule de pus, dont les éléments *semblent* s'égrener et dont quelques-uns même y ont déjà pris place. Il manque, il est vrai, à cette hypothèse, la vérification expérimentale. »

Les termes que je me suis permis de mettre en relief montrent que l'auteur, à l'appui de son hypothèse, n'a guère qu'un fait à citer. Il a vu, sur une préparation, un amas de gonocoques situé en partie dans un globule de pus, en partie en dehors et il cherche à en conclure que les gonocoques commencent à proliférer dans le liquide pour pénétrer ensuite dans les globules de pus, dont les noyaux s'égrènent pour les aisser entrer.

On se figure mal des microbes mobiles se réunissant par amas de vingt à cinquante et entrant à un moment donné dans l'intérieur d'un globule de pus qui se laisse complaisamment envahir par les parasites. J'ai vu bien souvent, dans mes préparations, des globules de pus en voie de désagrégation et des amas de gonocoques en partie dans les globules de pus et en partie en dehors. J'ai attribué ces apparences à des artifices de préparation ; la simple compression du pus par la lamelle couvre-objet, suffit à faire éclater les globules de pus, surtout ceux qui contiennent des microbes et qui ont subi, de ce fait, des modifications notables dans leur texture. En opérant délicatement on arrive facilement à obtenir des préparations qui ne présentent plus ces défauts et dont les photographies des planches II et II *bis* donnent assez bien une idée.

D'ailleurs, on ne voit pas pourquoi, comme le voudrait M. Orcel, le gonocoque se développerait dans la profondeur de la muqueuse, tandis que les globules de pus se formeraient à la surface de la muqueuse. La suppuration est la phase ultime de l'inflammation blennorragique, et si celle-ci dépend réellement du gonocoque, il serait assez singulier de la voir se produire, là où le microbe n'existe pas. Enfin, les globules les plus envahis sont les plus désagrégés. La désagrégation suit l'envahissement et ne lui est pas antérieure et les photographies montrent bien que les globules indemnes de tout parasite, ont des noyaux plus denses que ceux des globules envahis.

Je me contenterai, ici dans les quelques considérations qui vont suivre, des faits reconnus par tous ceux qui ont étudié le *Micrococcus gonorrheæ* sans parti pris et j'admettrai que ce microbe a pour siège principal le protoplasma des globules du pus.

Une bactérie donnée, pour se développer, absorbe des éléments auxquels elle fait subir une transformation moléculaire en se les incorporant. Mais ces éléments formant la masse du corps des bactéries, acquièrent, par le fait même des transformations qu'ils subissent, des propriétés spéciales, différentes de la matière primitive, et consistant surtout en une réfringence particulière et une affinité généralement plus grande pour les couleurs d'aniline ; une fois fixées sur les bactéries, elles sont plus difficiles à enlever qu'aux éléments anatomiques ordinaires.

Pour le *Micrococcus gonorrheæ*, il n'en est pas ainsi. Aucune bactérie pathogène ne se trouve dans les éléments en amas aussi considérables que lui, ce qui semble indiquer une prolifération assez rapide et peut déjà faire présager un degré d'organisation beaucoup plus faible que pour certains microbes lents à se développer et si peu sensibles aux agents ordinaires de coloration, qu'ils exigent l'emploi de méthodes spéciales ; tels sont les bacilles de la lèpre et de la tuberculose.

On est plus porté encore à adopter cette manière de voir, si on examine du pus blennorragique à l'état frais et sans aucun artifice de préparation. Même dans la période aiguë, alors qu'un globule de pus sur quatre ou cinq peut être envahi par les parasites, on n'arrive qu'avec beaucoup de peine à les distinguer entre les noyaux dont la réfringence est à peu près identique à celle des gonocoques. La réaction de Roux confirme cette hypothèse : les gonocoques n'ont guère plus d'affinité pour les matières colorantes que les éléments nucléaires des globules de pus.

Si, au contraire, on examine à l'état frais et sans coloration un liquide pathologique contenant les microbes de la suppuration (staphylocoques et streptocoques pyogènes), ces derniers se laissent très facilement apercevoir, grâce à leur réfringence spéciale.

Le *Micrococcus gonorrheæ* possède donc une constitution anatomique particulière, imparfaite si on la compare à celle des autres microcoques pathogènes. Semblable à certains parasites prolifiques dont un grand nombre de représentants périssent fatalement avant d'avoir pu se reproduire, les gonocoques, dont une quantité considérable est à chaque instant expulsée du foyer de l'inflammation et versée dans l'urètre, semble n'avoir qu'un but : la conservation de son espèce par une prolifération aussi abondante que possible. La loi de la survivance du plus apte doit être vraie aussi pour les espèces inférieures ; un grand nombre d'individus périssant à chaque instant, l'existence de l'espèce ne peut être assurée que par une prolifération excessive ; la rapidité du développement des parasites compense leur imperfection.

Le développement du gonocoque se fait aux dépens des éléments anatomiques de l'organisme. C'est en me plaçant à ce point de vue que je vais examiner rapidement les rapports intimes du *Micrococcus gonorrheæ* et des globules du pus. On verra que ces rapports concordent avec l'hypothèse avancée.

Si on examine le pus d'une blennorragie aiguë, desséché sur une lamelle et coloré à la fuschine, on voit qu'une notable partie des globules de pus est indemne de parasites, et que ceux qui en renferment sont loin d'en contenir tous autant. Les moins atteints ne présentent qu'un diplocoque à leur surface où entre leurs noyaux. Ces derniers ont, dans ce cas, conservé leur volume et leur aspect habituel.

Dans un stade ultérieur, on voit des amas de six à huit gonocoques, dans le protoplasma des globules de pus. Les noyaux sont encore intacts; mais, si on a bien lavé à l'eau la préparation, on voit que les amas se détachent nettement de la substance périnucléaire, et que, tout autour des gonocoques, une zone translucide et non colorée indique en cet endroit la raréfaction du protoplasma.

Sur d'autres globules, les noyaux ont déjà subi les atteintes des parasites et présentent des encoches où se trouvent logés les gonocoques qui, en pullulant, déterminent des modifications notables dans la substance nucléaire. Il y a raréfaction et diffusion de cette substance qui, après le traitement par la solution de Gram et l'alcool, se décolore bien plus rapidement que la partie centrale du noyau.

Le noyau, ainsi modifié et devenu diffluent, occupe un volume bien supérieur à celui d'un noyau intact; certains peuvent atteindre jusque 8 et 12 μ dans leur plus grande dimension. Le globule de pus qui occupe le milieu de la figure 2, pl. II *bis*, et qui contient une trentaine de gonocoques, donne une bonne idée de ce fait. La teinte de ses noyaux est beaucoup plus pâle que celle des noyaux indemnes de parasites, et leurs dimensions ont à peu près doublé.

Pendant ce temps, le nombre des gonocoques augmente considérablement. Certains globules de pus peuvent en contenir quatre-vingts et plus. Les microbes empiétant peu à peu sur les noyaux désagrégés, ceux-ci finissent par se fondre au milieu de la masse sans cesse croissante des parasites.

Le globule de pus qui se trouve au centre de la figure 1 de la planche II *bis*, est un exemple de l'envahissement progressif d'un élément par les gonocoques.

Finalement, le globule de pus tout entier est envahi, son existence ne se révèle plus que par quelques croissants granuleux, restes des noyaux et surtout par la disposition de l'amas des gonocoques qui continue à perpétuer la forme de la cellule dont il a remplacé les éléments. D'ailleurs Neisser et Bockhart avaient déjà remarqué que le groupement des gonocoques entre les éléments, rappelait fréquemment la forme d'une cellule.

On conçoit facilement que la cohésion d'un globule de pus ainsi devenu la proie des gonocoques, soit de moins en moins considérable, à mesure que ces derniers y pullulent. C'est la raison pour laquelle ces éléments bourrés de parasites éclatent si généralement au cours du manuel opératoire, mettant ainsi les gonocoques en liberté dans le liquide intercellulaire où ils se retrouvent en contact avec les éléments voisins qui n'ont pas encore subi leur atteinte. Ils se propagent ainsi par contiguité et la figure 1 de la planche II, montre huit à dix globules de pus voisins, arrivés à peu près au même stade d'envahissement par les gonocoques.

Les gonocoques du moins, pendant la période aiguë, ne seraient donc pas la proie des cellules libres du tissu conjonctif. Ces derniers seraient au contraire la nourriture préférée des microbes.

Le développement des microcoques aux dépens des leucocytes, se fait non seulement dans l'organisme, mais encore en dehors de lui, dans le pus blennorragique maintenu à la température du corps, puisque sur les cultures, les microbes commencent par se développer aux dépens des globules de pus intacts avant de se répandre sur la gelée nutritive.

Le *Micrococcus gonorrheæ* n'est pas la seule bactérie qui puisse se développer ainsi dans l'intérieur des globules de pus. Plusieurs fois j'ai recueilli dans des tubes stérilisés, du pus à l'ouverture d'abcès par congestion ; ce pus ne contient, la plupart du temps, qu'une quantité extrêmement minime de bacilles de Koch. En y semant le *Micrococcus pyogenes aureus* et le *Micrococcus pyogenes* de Rosenbach, et en maintenant les tubes à 35° c., j'ai vu après quinze heures, ces microbes développés en assez grande quantité au sein des globules de pus en voie de désagrégation.

IV

Étiologie des urétrites non blennorragiques survenues à la suite du coït.

Il est bien difficile de ne pas devenir sceptique à l'égard de cette classe d'urétrites développées à la suite du coït avec des femmes prétendues indemnes de tout écoulement, lorsque l'on voit le tenace optimisme du blennorragien qui, selon l'expression de Diday, laissant en paix l'auteur du mal, et trouvant superflu toute explication et tout examen, se dit après coup : « C'est que je me serai échauffé ! »

Cependant, si l'immense majorité des urétrites survenues à la suite du coït, est imputable au *Micrococcus gonorrheœ*, il en est un certain nombre qui ne reconnaissent pas cette cause.

La plus grande réserve doit être apportée dans tous ces cas douteux, et l'examen bactériologique le plus complet est nécessaire pour affirmer l'existence d'une urétrite vénérienne non blennorragique.

Sans doute l'examen de la femme incriminée pourra mettre sur la voie du diagnostic ; mais la plus grande prudence doit être observée avant de se prononcer et il faut toujours avoir présentes à l'esprit les localisations folliculaires et urétrales si tenaces qui peuvent si facilement passer inaperçues et dont d'illustres praticiens ont laissé de frappants exemples (1).

(1) A. Guérin. *Maladies des organes génitaux externes*. Paris, 1864, p. 287. — Martineau. *Leçons cliniques sur la blennorragie chez la femme*, 1885, p. 30.

Les symptômes cliniques de l'urétrite peuvent encore induire en erreur, et il m'a déjà été donné d'observer le *Micrococcus gonorrheæ* en grande abondance dans le pus d'un écoulement qui, vu le peu de douleur qui l'accompagnait, avait été diagnostiqué urétrite simple.

Il ne m'a été donné d'observer qu'un seul cas de ce genre : c'était une urétrite survenue vingt heures après le coït avec une femme atteinte peu de temps auparavant d'un phlegmon rétro-utérin. Le pus de l'urètre contenait le *Micrococcus cereus albus*, de Passet. C'est d'après une préparation faite avec ce pus que j'ai dessiné la figure 5 de la planche I.

Icard a signalé à la société des Sciences médicales de Lyon, en juin 1884, un cas d'écoulement survenu chez un de ses clients dont la femme était atteinte d'un phlegmon rétro-utérin. Malheureusement aucune recherche bactériologique ne fut faite à ce sujet.

M. Rauzier a examiné le pus dans trois cas d'urétrites sans gonocoques, survenues à la suite de coït avec des femmes saines. Il y signale « soit des cocci isolés et des diplococci plus volumineux que les gonocoques », soit des éléments bactériens ne disparaissant pas par l'alcool. Il n'indique d'ailleurs pas autrement la nature de ces bactéries.

Le nombre des cas analysés est donc encore bien restreint, et il n'est pas possible, à l'heure actuelle, de formuler des données générales touchant l'étiologie de ces urétrites.

Le mucus vaginal de la femme, même saine, renferme un grand nombre d'espèces de bactéries. Winter y a signalé la présence des microcoques pyogènes ordinaires. J'ai trouvé dans un cas de leucorrhée fétide, le *bacillus pyogenes fœtidus* de Passet. Peut-être faut-il rapporter à ces diverses espèces, dont le rôle pathogène est bien établi, une partie des urétrites survenues à la suite de rapports avec des femmes exemptes de blennorragie.

V

Etiologie des urétrites dites simples.

Si l'on excepte les écoulements non blennorragiques développés à la suite du coït, les urétrites simples des auteurs reconnaissent de nombreuses causes qu'il est possible de ranger sous deux chefs.

Dans la première catégorie de causes rentrent les agents introduits directement dans l'urètre, tels que sondes, lithotriteurs, objets destinés à provoquer un écoulement simulant une blennorragie, poudres dites médicamenteuses, etc.

La seconde catégorie comprend les substances qui, passant avec l'urine sur la muqueuse urétrale, sont de nature à l'enflammer et à déterminer une suppuration. Le nitrate de potasse (Robert), la cantharide (Boutin), l'iodure de potassium (Mercier), les préparations arsénicales (Delacour); certaines crucifères, base du vin antiscorbutique (Desruelles), peuvent produire des urétrites. Il en est de même de la bière.

Dans le premier cas, c'est le corps étranger non désinfecté qui, en général, apporte sur la muqueuse les bactéries pyogènes. Bockhart et Wolf, dans leur travail de 1883, citent un cas d'urétrite contenant des cocci en chaînettes qui se rapportaient probablement au *Micrococcus pyogenes* de Rosenbach. Cette urétrite s'était développée chez un individu dans l'urètre duquel on avait, par mégarde placé une sonde souillée de pus phlegmoneux.

Dans une observation plus récente, Castex a trouvé le *Micrococcus pyogenes aureus* (1).

(1) Castex. Urétrite sans gonocoques. *Journal des connaissances médicales*, juin 1887.

L'apport seul de bactéries pyogènes sur la muqueuse urétrale ne suffit pas pour y déterminer une suppuration. J'ai fait à ce sujet des expériences qui laissent supposer qu'une légère irritation de la paroi du canal est nécessaire. Une sonde molle, trempée dans une deuxième culture sur gélose de *Micrococcus pyogenes aureus* et retournée plusieurs fois dans la fosse naviculaire, n'a déterminé aucune inflammation. La même sonde, conduite doucement jusqu'au col de la vessie, n'a rien produit non plus. Mais, une semaine après, en recommençant les mêmes manœuvres et en retournant plusieurs fois brusquement la sonde dans le canal. je déterminai la production d'un écoulement séro-purulent, peu abondant, qui dura quatre jours et ne s'accompagna d'aucune douleur.

Cet écoulement débuta environ trente heures après le passage de la sonde et le malade affecté d'un ténesme vésical douloureux, se sentit soulagé et vit même son ténesme disparaître pendant les quelques jours que dura l'écoulement.

Peut-être y a-t-il lieu de tenir compte, dans ce cas, de la partie du canal sur laquelle a porté l'irritation. L'épithélium n'est nulle part aussi épais qu'au niveau de la partie antérieure de l'urètre, et, à la desquamation plus facile de l'épithélium vers le milieu du canal, correspond sans doute une susceptibilité plus grande de la muqueuse à l'égard des microcoques pyogènes.

Le *Micrococcus pyogenes albus*, en deuxième culture, n'a déterminé aucune inflammation dans les deux cas où je l'ai expérimenté.

Une culture dans le bouillon de *Micrococcus pyogenes*, vieille de sept mois, portée jusqu'au col de la vessie, n'a produit aucun résultat. D'ailleurs cette espèce perd très rapidement ses propriétés pyogènes, et si les cultures âgées renferment des produits toxiques pour les animaux d'expérience, elles sont absolument incapables de donner naissance à un abcès, même circonscrit. Toutefois les cultures jeunes produiraient peut-être des effets appréciables; d'ailleurs, l'exemple précédemment cité de Bockhart et Wolf montre que les cocci en chaînettes n'ayant pas été cultivés, sont capables de déterminer un écoulement.

Avec les précautions antiseptiques actuelles on observe encore parfois des urétrites à la suite du séjour prolongé de sondes dans l'urètre. Il est bien possible que dans ces cas l'instrument aseptique, joue le rôle de corps étranger irritant et favorise ainsi, au niveau de certains points, la pénétration des microcoques pyogènes qui peuvent exister normalement dans l'urètre, de même que dans les autres cavités naturelles en contact avec l'air extérieur.

L'étiologie de la seconde catégorie d'urétrites est plus obscure. On est assez embarrassé pour expliquer la suppuration qui se produit dans l'urètre sous l'influence du passage des substances incriminées. Avec les idées qui ont cours aujourd'hui, on admet que pour la production du pus l'action des bactéries pyogènes est nécessaire. Seul, le mercure métallique stérilisé, injecté dans les tissus de certains animaux suffirait, d'après les expériences de J. de Christmas (1), pour déterminer la suppuration. Je n'ai pu vérifier la chose pour les rats blancs : du mercure stérilisé introduit dans la chambre antérieure de l'œil ou dans le tissu cellulaire souscutané de la patte de rats blancs, n'a pas produit de pus.

Quoiqu'il en soit les urétrites déterminées par l'ingestion de nitrate de potasse, de cantharidine, d'iodure de potassium, etc..., ne pourraient guère s'expliquer que de deux manières :

Ou bien ces substances sont pyogènes par elles-mêmes, ce qui n'est guère probable, ou bien elles déterminent une irritation de la muqueuse qui favorise la pénétration des bactéries de la suppuration qui peuvent se trouver à la surface de l'urètre.

J'ai eu l'occasion d'examiner un cas d'urétrite simple sur-

(1) J. DE CHRISTMAS. Recherches expérimentales sur la suppuration. *Annales de l'Institut Pasteur*, sept. 1888.

venu chez un étudiant en médecine, indemne de toute affection vénérienne, n'ayant eu aucun rapport depuis au moins un mois, et qui croyait devoir rapporter son écoulement à l'ingestion d'une assez grande quantité de bière. Le pus, dans ce cas, contenait en assez petite quantité des microcoques et des éléments bacillaires (fig. 4, pl. I.)

Les cultures sur plaques que je fis à trois reprises différentes ne présentaient aucune colonie de microbes pyogènes. On y voyait surtout des colonies du bacille n° 3, et les tubes de gélose, inoculés directement avec le pus, contenaient un diplocoque que je crois identique au *Micrococcus albicans amplus* de Bumm et que j'ai décrit comme tel dans la deuxième partie de ce travail.

Le court bacille qui existait en assez grande proportion dans le pus, et que je n'ai pu réinoculer sur les cultures successives, est-il pyogène ou bien les microcoques ordinaires du pus existaient-ils dans ce cas en si minime quantité qu'ils ont passé inaperçus ? C'est là une question que je ne saurais résoudre.

VI

Urétrites dans les affections fébriles. — Sur un cas d'urétrite survenu pendant la convalescence de la fièvre typhoïde.

L'existence d'urétrites se développant à la suite des fièvres graves ne peut être niée ; mais le nombre de ces urétrites est probablement moins considérable que ne l'indiquent les auteurs.

Une affection fébrile se produisant chez un blennorragien, même à la période aiguë, a pour effet d'entraver parfois complètement le cours de l'écoulement qui ne reprend ses droits qu'après la chute de la fièvre. Or, si un individu contracte à peu près en même temps une fièvre grave et la blennorragie, cette dernière affection pourra ne se développer que quand la fièvre elle-même aura fait sa défervescence. C'est du moins ce que j'ai observé nettement chez un soldat du service de M. le docteur Louis, médecin major de première classe (avril 1888). Voici le fait: Un militaire, atteint de rougeole, était en traitement à l'hôpital depuis une semaine et la température était, au bout de ce temps, redevenue à peu près anormale, quand il s'aperçut d'un écoulement qui présenta en vingt-quatre heures un caractère aigu. Le malade avait eu un rapport, pour la dernière fois, cinq jours avant son entrée a l'hôpital, ce qui fit écarter tout d'abord l'idée de blennorragie urétrale et fit songer à un écoulement analogue à ceux qu on signale à la suite des fièvres éruptives. Mais, en examinant e pus, je m'aperçus qu'on était en présence d'une vulgaire blennorragie présentant les caractères d'un écoulement à son début. Au bout de deux jours, cet écoulement était devenu franchement purulent et un globule de pus, sur trois ou quatre, contenait des gonocoques.

Dans ce cas, l'incubation de la blennorragie s'était prolongée au-delà de la moyenne et l'écoulement n'avait débuté qu'au moment où la rougeole avait commencé sa défervescence.

Ce fait prouve suffisamment qu'on ne doit accepter qu'après un contrôle sérieux les cas d'urétrites survenant au cours des affections fébriles.

Je n'ai pu observer aucun cas d'urétrite réellement imputable à la scarlatine, à la rougeole ou au rhumatisme ; aussi m'abstiendrai-je de chercher à expliquer la pathogénie des écoulements qui peuvent être attribués à ces affections.

J'ai pu suivre pas à pas et étudier à loisir un cas d'urétrite survenu pendant la convalescence d'une fièvre typhoïde, dans le service de M. le docteur Bar, médecin major de première classe. En voici l'observation résumée :

J..., caporal au 79e de ligne, entre à l'hôpital le 12 février 1888, pour une fièvre typhoïde ayant déjà quatre jours d'invasion ; la fièvre évolue sans complications spéciales et le malade entre en convalescence vers le 1er mars. Le 21 mars, après avoir ressenti, depuis plusieurs jours, de la douleur en urinant, il remarque une légère goutte blanchâtre au méat. Pendant les quelques jours qui suivent, l'écoulement est considérable et la douleur, pendant la miction, assez intense ; le premier jet surtout est douloureux. Puis, rapidement, l'écoulement diminue d'abondance et les douleurs deviennent moins fortes. Le 26 mars, le malade s'aperçoit, après avoir uriné, qu'un filament muqueux, légèrement sanguinolent, pend au méat. A partir de ce moment, il urine plus souvent qu'à l'ordinaire, et l'émission des dernières gouttes lui cause une douleur qu'il rapporte à la vessie. L'urine est trouble et il existe un peu de ténesme vésical pendant quelques jours. Mais tous ces symptômes s'amendent rapidement, et trois semaines après le début de l'écoulement, le madade sort de l'hôpital complètement guéri. Aucun traitement n'avait été institué. Le malade était indemne de toute affection vénérienne et n'avait jamais eu que des végétations.

J'ai pratiqué à quatre reprises différentes l'examen bactériologique de l'écoulement. Sur aucune de mes plaques il ne s'est développé de colonie de bacille typhique. Par contre, j'ai obtenu de nombreuses colonies du *Microcoque blanc à colonies foliacées*, du *Micrococcus ochroleucus*, du *Diplococcus subflavus*, et surtout, du *Micrococcus pyogenes aureus*. Les colonies de cette dernière espèce étaient très nombreuses, et certains des tubes de gélose inoculés directement avec le pus urétral, donnèrent des cultures où le *Micrococcus pyogenes aureus* existait à l'état de pureté.

Sur les préparations, je n'ai pu déceler aucun gonocoque ni aucune bactérie contenue dans les globules de pus. Dans les premiers jours de l'écoulement surtout, les préparations montraient de nombreuses cellules épithéliales couvertes de bactéries ; des amas peu nombreux de microcoques existaient aussi entre les cellules (pl. I, fig. 6).

Dans ce cas, ainsi qu'on peut le voir sur la figure, les globules de pus différaient sensiblement de ceux qu'on trouve dans la blennorragie vulgaire : les globules de pus, un peu plus volumineux, contenaient des noyaux moins nombreux, mais plus diffluents.

Quant à l'étiologie de l'urétrite survenant pendant la convalescence de la fièvre typhoïde, je ne puis avoir la prétention de l'élucider d'après l'étude d'un seul cas. Je ne ferai qu'émettre une hypothèse à ce sujet.

La fièvre typhoïde, d'après les travaux de Patry et de Chauveau, se présente comme le processus morbide qui réunit au plus haut degré les causes prédisposantes et occasionnelles de la gangrène.

Que ce soit l'artérite (Potain), que ce soit la tendance aux thromboses (Benni, Hayem) qu'il y ait enfin, dans la production des gangrènes, coexistence d'obstructions artérielles et d'obstructions veineuses (Chauveau), il est un fait certain, c'est que les gangrènes consécutives à la fièvre typhoïde peuvent survenir dans les parties profondes de l'organisme. Les ostéomyélites ne sont pas rares ; Rokitansky et Sestier ont insisté sur la fréquence des laryngites nécrosiques ; Bernutz, Goupil, Spillmann ont signalé la gangrène de la vulve consécutive à cette affection.

Rien n'empêche de supposer que des phénomènes nécrosiques du même ordre puissent se passer du côté de la muqueuse urétrale. Là, les bactéries nombreuses de l'urètre sont les agents de la transformation de la gangrène sèche en gangrène humide ; il est fort possible alors que le *Micrococcus pyogenes aureus* soit le principal agent de la suppuration qui accompagne la gangrène, puisque dans le cas précité, il existait en grande quantité au milieu d'espèces absolument dépourvues d'action pathogène.

Ce n'est là qu'une hypothèse, à vrai dire, mais elle est légitime et repose sur :

1° Le résultat des cultures du pus où se trouvait en grande abondance le *Micrococcus pyogenes aureus* ;

2° Les données expérimentales qui m'ont été fournies par l'inoculation de ce microbe sur la muqueuse urétrale saine : le *Micrococcus pyogenes aureus* ne détermine de suppuration que lorsque sa pénétration dans la muqueuse a été favorisée par une cause occasionnelle telle qu'un traumatisme léger.

3° La possibilité d'ulcérations survenant pendant la fièvre typhoïde sur les muqueuses génito-urinaires et favorisant à leur niveau la pénétration des microcoques pyogènes qui y existent normalement.

VII

Urétrites tuberculeuses.

Cette catégorie d'urétrites, signalée par les cliniciens, n'a encore été que très peu étudiée au point de vue anatomo-pathologique.

Comme pour les affections tuberculeuses des diverses parties de l'appareil urinaire, on peut, au point de vue pathogénique, admettre une urétrite ascendante, développée par le coït avec une femme atteinte de tuberculose utérine ou vaginale et une urétrite descendante, consécutive à des lésions tuberculeuses vésicales ou rénales.

Quoiqu'il en soit, la recherche du bacille de Koch est d'une grande importance pour le diagnostic de l'affection. Or, aucune des espèces bacillaires que j'ai décrites ne se colore par les procédés dont on peut se servir pour la recherche du bacille de Koch.

Toutefois, la portion tout à fait antérieure de l'urètre pourrait renfermer un bacille particulier étudié par Alvarez et Tavel (1). Ce bacille, considéré par eux comme propre au smegma préputial, présente de grandes ressemblances morphologiques avec le bacille de Koch, et possède quelques-unes des réactions de ce dernier.

Une seule réaction permet de l'en différencier. Le bacille de Koch résiste longtemps à l'acide acétique glacial, alors que le bacille d'Alvarez est décoloré au bout de deux minutes.

(1) Alvarez et Tavel. Recherches sur le bacille de Lustgarten (*Archives de physiologie*, 1885).

EXPLICATION DES PLANCHES

Planche I.

Cette planche a été gravée d'après des préparations à la fucshine qui colore indifféremment toutes les bactéries de l'urètre, vues à un faible grossissement (Nachet, obj. 5, oc. 3).

Fig. 1. — Première goutte d'un écoulement blennorragique : on n'y voit encore que des cellules épithéliales au milieu de filaments de mucine. Ces cellules sont chargées de gonocoques, au milieu desquels se trouvent des éléments bactériens et de gros diplocoques (*D. subflavus*).

Fig. 2. — Pus blennorragique à la période aiguë. Un globule de pus sur 30 environ est rempli de gonocoques, ordinairement disposés en diplocoques et de grosseurs diverses dépendant du degré plus ou moins avancé de segmentation.

Fig. 3. — Pus d'une blennorragie chronique, renfermant des globulesde pus et de nombreuses cellules épithéliales. Les gonocoques se trouvent mélangés aux diverses espèces saprophytes de la muqueuse urétrale.

Fig. 4. — Pus d'une urétrite simple, présentant de rares micocoques, sans gonocoques.

Fig. 5. — Pus d'une urétrite à *micrococcus cereus albus ;* les micrococques sont situés en petits amas dans les globules de pus.

Fig. 6. — Pus d'une urétrite consécutive à une fièvre typhoïde Absence de gonocoques. On y trouve quelques *Micrococcus pyogenes aureus*, *Micrococcus ochroleucus*, *D. subflavus*.

Planche II.

Fig. 1. — Pus blennorragique pris pendant la période aiguë. Au centre de la photographie se voient huit globules de pus contenant chacun de dix à trente micrococques.— Zeiss, objectif apochromatique immers. homog 2,0 mm.

Fig. 2. — Pus d'une blennorragie au deuxième jour de l'écoulement. Au centre de la figure se trouve un globule de pus dans lequel on compte une vingtaine de microcoques. Un couple se trouve dans un noyau et autour de lui, la substance nucléaire est raréfiée Les globules du pus situés tout autour sont indemnes de tout parasite. – Zeiss, objectif apochromatique immers. homog. 2,0 mm.

Fig. 3. — Photographie du micromètre objectif de 1/100 millimètre, avec le même objectif que les deux figures précédentes et le même tirage de chambre noire. 1/100 mm. = 7,30 mm.

Planche II *bis*.

Fig. 1. — Pus d'une blennorragie aiguë au deuxième jour de l'écoulement. Un globule de pus, au centre de la figure est à peu près complètement envahi par les microbes. Photographie obtenue avec la même combinaison optique et le même tirage de chambre que les figures 1, 2 et 3 de la planche II.

Fig. 2. — Pus de blennorragie aiguë ; on y voit des globules de pus aux différents stades d'envahissement par les microbes. Verick, obj. 12 immers. homog.

Planche III.

Fig. 1. — Culture de *Diplococcus subflavus* dans la gélatine, inoculation en piqûre après sept jours.

Fig. 2. — Culture de *Diplococcus subflavus* dans la gélatine, inoculation en piqûre après quinze jours.

Fig. 3. — Culture en tube de gélatine, de *Micrococcus ochroleucus* après quarante-huit heures.

Fig. 4. — Culture en tube de gélatine, *Micrococcus ochroleucus* après quatre jours.

Fig. 5. — Culture sur pomme de terre, du *Micrococcus ochroleucus* après quatorze jours ; autour de la zone jaune existe une zone blanche qui reste incolore.

Fig. 6. — Trois cultures sur plaques du *Diplococcus subflavus*, à trois stades différents.

Fig. 7. — Deux colonies de *Micrococcus ochroleucus* développées sur plaques, l'une après quatre jours, l'autre après quinze jours.

Nota. – Les cultures sur plaques représentées dans cette planche ne sont pas des premières cultures. Elles ont été obtenues par dilutions de cultures pures préexistantes.

Fig. 8. — *Diplococcus subflavus* (Nachet obj. 7 à imm. oc. 3). A gauche est représenté un couple schématique dont l'un des éléments est en voie de segmentation.

Fig. 9. — *Micrococcus ochroleucus* dans une culture jeune.

Fig. 10. — *Micrococcus ochroleucus* pris sur une culture sur pomme de terre, vieille de trois mois. A côté d'éléments très fins de 0 μ 4, existent des formes d'involution beaucoup plus grosses et irrégulièrement rondes.

Planche IV.

Fig. 1. — *Micrococcus albicans amplus.* Culture sur gélatine après quatre jours.

Fig. 2. et **Fig. 3.** — Cultures du *Micrococque blanc à colonies foliacées.*

Fig. 4. — Culture sur gélatine du *Micrococque orangé de l'urètre* après douze jours.

Fig. 5. — Culture sur gélatine du *Diplocoque jaune non liquéfiant* après un mois.

Fig. 6. — Culture sur gélatine du *Spirillum roseum* après un mois.

Fig. 7. — Culture sur pomme de terre du *Diplocoque jaune non liquéfiant* après quinze jours à l'étuve.

Fig. 8. — Culture sur pomme de terre du *Micrococcus albicans amplus* après trois semaine à l'étuve.

Fig. 9. — Culture sur pomme de terre du *Bacille n° 2* après un mois.

Fig. 10. — Culture sur pomme de terre du *Spirillum roseum* après six semaines.

Planche V.

Fig. 1. — Colonie sur plaques du *Micrococcus pyogenes albus* après six jours. Grossissement : 30 diamètres.

Fig. 2. — Colonie sur plaques du *Micrococque orangé de l'urètre* après deux jours. Grossissement : 30 diamètres.

Planche VI.

Fig. 1. — Colonie sur plaques du *Micrococque blanc à colonies foliacées* après trois jours. Grossissement : 60 diamètres.

Fig. 2. — Colonie sur plaques du *Micrococque blanc à colonies foliacées* après quinze jours. Grossissement : 12 diamètres.

Planche VII.

Fig. 1. — Colonie sur plaques du *Micrococque blanc jaunâtre de l'urètre* après six jours. Grossissement : 30 diamètres.

Fig. 2. — Colonie sur plaques du *Bacille n° 1*. Grossissement : 30 diamètres.

Planche VIII.

Fig. 1. — Colonie sur plaques du *Bacille n° 3* après cinq jours. Grossissement : 30 diamètres.

Fig. 2. — Colonie sur plaques du *Micrococcus lacteus faviformis* après six jours. Grossissement : 30 diamètres.

TABLE DES MATIÈRES

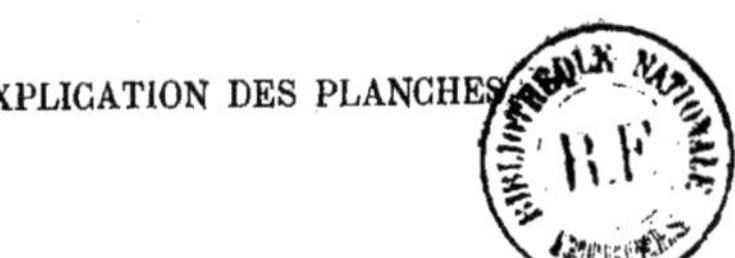

Nancy, imprimerie Paul Sordoillet.

Pl. I.

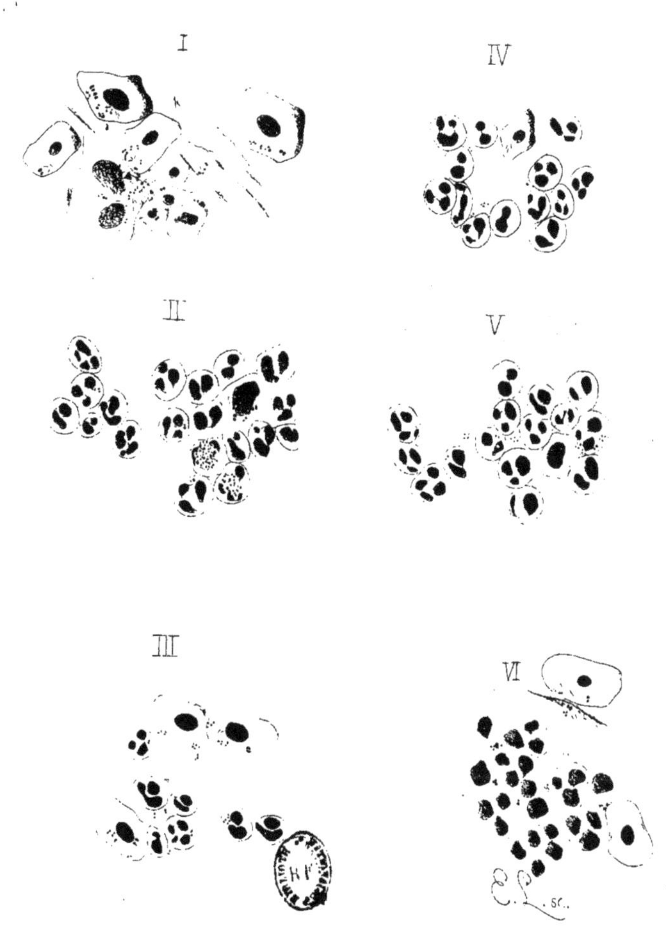

Pl. II.

Fig. 1.

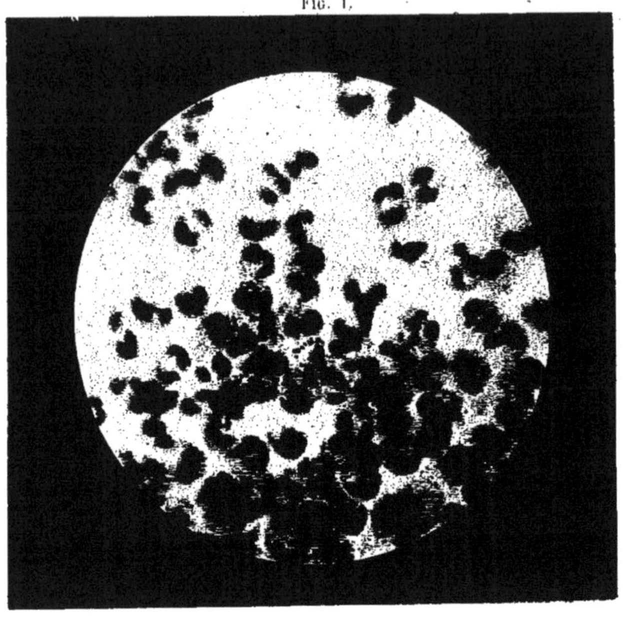

Fig. 3.

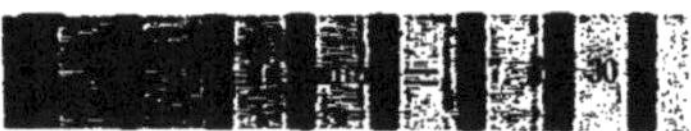

Fig. 2.

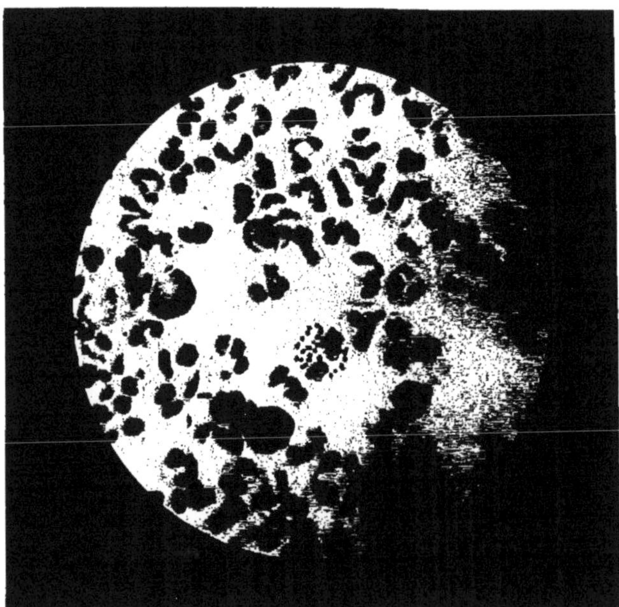

Macé phot. Phototypie J. Royer, Nancy.

Micrococcus Gonorrheæ.

(Blennorragie aiguë)

PL. II *bis*

FIG. 1.

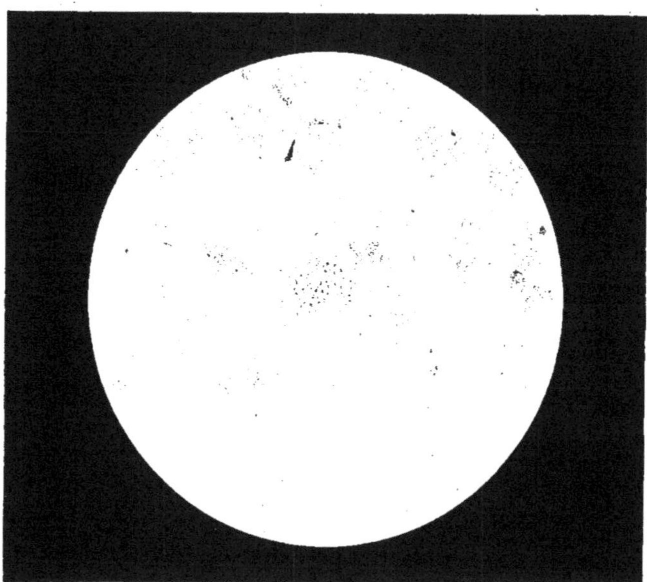

FIG. 2.

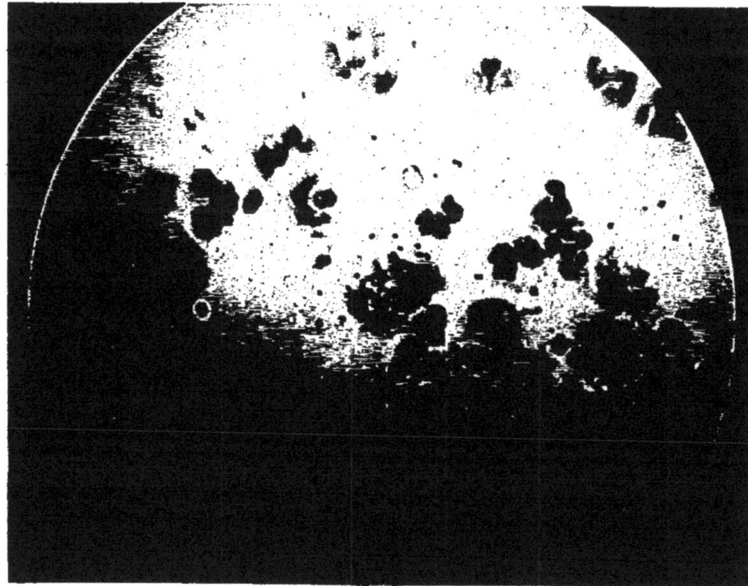

PHOTOTYPIE J. ROYER, NANCY.

MICROCOCCUS GONORRHEÆ.

(Blennorragie aiguë).

Pl. III

BACTÉRIES DE L'URÈTRE

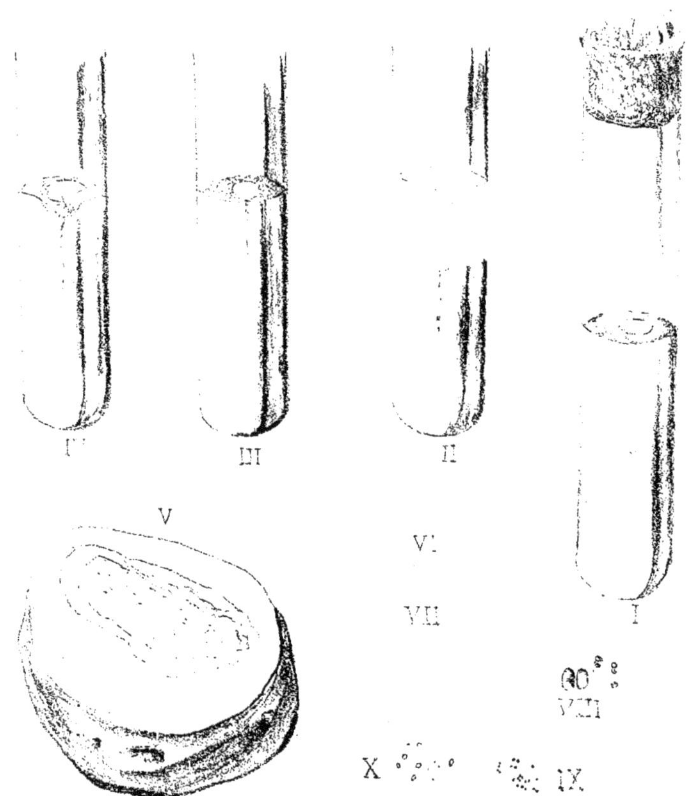

DIPLOCOCCUS SUBFLAVUS.

I et II. Cultures en tube de gélatine.

VI Culture sur plaques.

VIII. Diplocoques isolés.

MICROCOCCUS OCHROLEUCUS.

III et IV. Cultures en tube de gélatine.

V. Culture sur pomme de terre.

VII. Culture sur plaques.

IX. Microcoques sur une culture jeune.

X. Formes anormales.

Pl. V.

Fig. 1.

Micrococcus pyogenes albus.

Fig. 2.

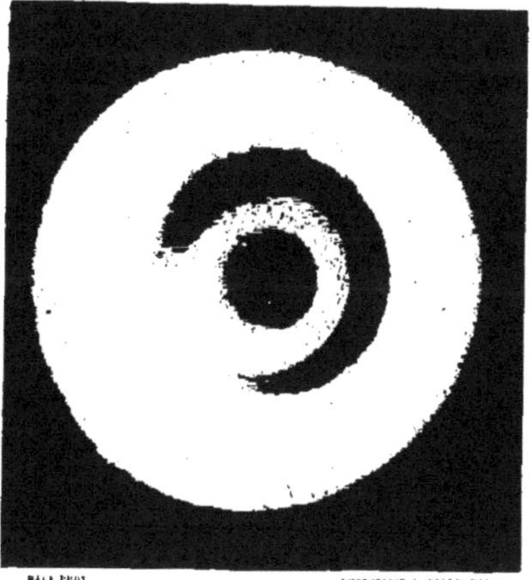

Bale prot. Phototypie J. Royer, Nancy.

Microcoque orangé de l'urètre.

BACTÉRIES DE L'URÈTRE.

(Cultures sur plaques).

Fig. 1.

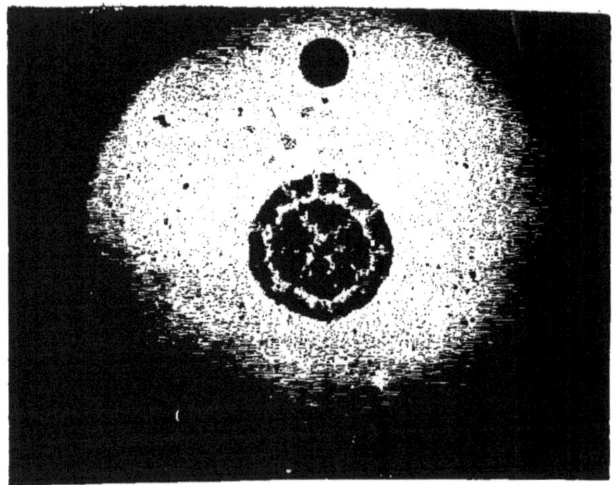

Fig. 2.

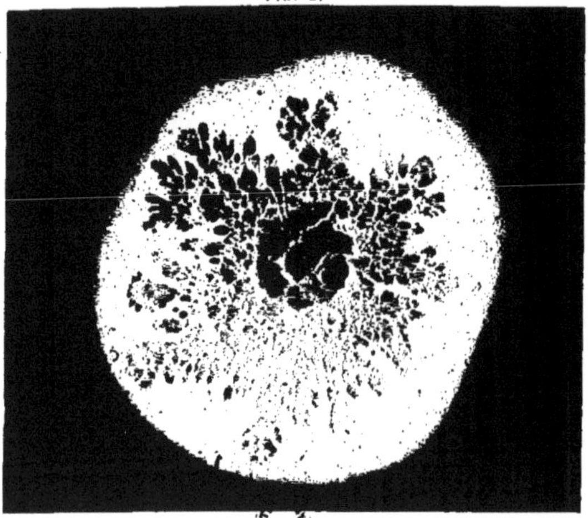

MACÉ PHOT. PHOTOTYPIE J. ROYER, NANCY.

Microcoque blanc à colonies foliacées.

Bactéries de l'Urètre.

(Cultures sur plaques).

Pl. VII.

Fig. 1.

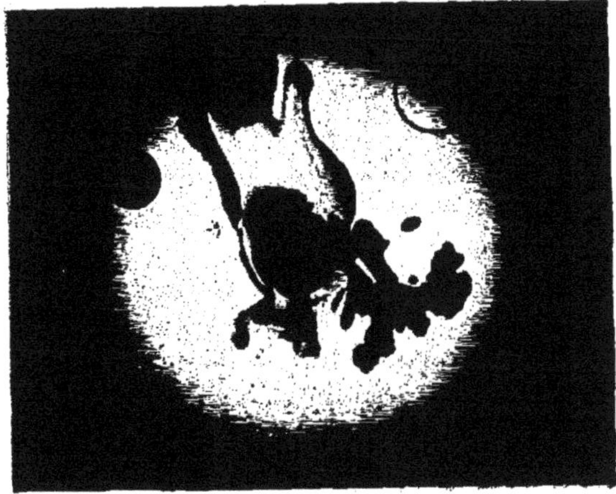

Microcoque blanc jaunâtre de l'urètre.

Fig. 2.

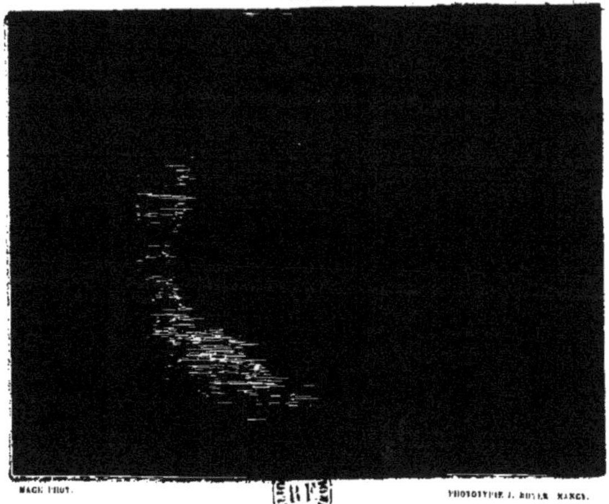

MACÉ PHOT. PHOTOTYPIE J. ROYER NANCY.

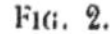

Bacille N° 1.

Bactéries de l'Urètre.

(Cultures sur plaques).

Pl. VIII.

Fig. 1.

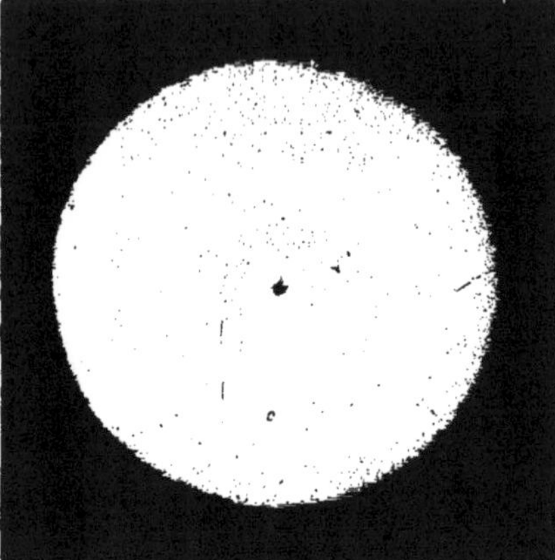

Bacille N°3.

Fig. 2.

Mace phot. Phototypie J. Royer, Nancy.

Micrococcus [illegible] faviformis.

Bactéries de l'Urètre.

(Cultures sur plaques).

www.ingramcontent.com/pod-product-compliance
Ingram Content Group UK Ltd.
Pitfield, Milton Keynes, MK11 3LW, UK
UKHW021233230726
13926UKWH00003B/1417

9 782013 673112